子どもの味覚を育てる

親子で学ぶ「ピュイゼ理論」

［著］ジャック・ピュイゼ
［日本版監修］石井克枝・田尻泉　［訳］鳥取絹子

CCCメディアハウス

日本の読者のみなさまへ

親と子どもを同時に対象とした味覚の本は珍しいかもしれません。この本には家庭で味覚とは何かを学んで欲しいという願いが込められています。子どもが味わうことを通して成長するためには大人の助けが必要です。家の外では、学校での教えが子どもを導いてくれるでしょう[1]。

科学の進歩はすべてすばらしいと思われていた時代がありました。たしかに交通手段はより速く便利になり、コミュニケーション手段も驚くほど発達して入手できるのはつねに最新情報。私たちは長い人生をこれまでになく快適に過ごせるようになりました。あらゆるもののスピードが速くなり、今後はさらに速くなるでしょう。

しかし、地球の自転がこれ以上速くなることはありません。季節の移り変わりも人間の心臓の鼓動も、食べものを消化するのにかかる時間も速くなることはありません。また、飲み込む前に食べものときちんと向き合うために必要な時間も短くはなりません。味わうということを学ぶことで改めて命の営みや根源に気づき、生きる喜びを感じることができます。五感を働かせてものを選択することによって、ものに依存することなく、ものそのものを心から楽しんで

1 本書は「家庭で味覚を学ぶ」ことを目的に両親に向けて書かれたものです。

味わえるようになります。

五感を使うということは人から人へと受け継がれてきました。しかし、社会の進化のみが優先されるにつれ、私たちの感度はどんどん鈍くなっています。鈍感にならないために五感の使い方を伝えることはさらに重要になったといえるでしょう。

子ども時代、つまり思春期の前に自分たちが食べたり飲んだりするものの味覚について学ぶことが必要です。食べるという行為は、身体を維持するために衛生面や栄養面を考慮して肉体を満足させることだけではありません。食べることで心が解放され、それによって精神的に満足することができます。この精神的な満足感は私たちが持っている五感でのみ感じることができるのです。

子どもに味わうことを教えるとは、食べものや飲みものから幸せな経験を得ることを、時間をかけて教えることです。幸せな経験をすると、子どものなかにその経験を人と分かち合いたいという気持ちが芽生えます。そして経験から学んだものは「味覚の根幹」になります。「味わうこと」を学ぶと、季節や自分を取りまく状況、その場所の空気などに応じて、子どもは自分自身で自分のための選択をすることができるようになります。

ふたつの違った文化があれば、お互いに伝え合おうとするのは普通のことでしょう。しかし、どの文化でもそれが時代を超えて進化し続けるためには、五感の活用を通して子どもを教育する必要があることを忘れてはいけません。これを実現するには、ただみんなで願うだけでなく、国や社会全体で取り組むことも必要です。

本書を読むと、「味覚」そのものが存在するのではないことがわかるでしょう。存在するのは、各個人が食べものや飲みものを味わい、五感を通して感じたものを脳に伝え、その情報を言葉で表現したものです。言葉にすることで味わったものに再び命が吹き込まれ、確実に永遠に残るものになります。そして、経験は言葉にすることによってのみ伝えられることに気づくはずです。このことは、「味覚の学び」がひとつの言語の豊かさを保つのにも役立つことを示しています。刺激が乏しくてつまらない食べものは言葉を眠らせ、言語を衰退させます。言葉は使われないと消滅してしまいます。

難しいことを考えずに五感を使ってみましょう。一人ひとりは唯一無二な存在であること、一度時が過ぎると二度と同じ瞬間を過ごせないけれども、記憶として思い出すことはできることなどをしっかり心に留めておきましょう。さあ、心と体を整えて、五感を十分に働かせてください。

ジャック・ピュイゼ

もくじ

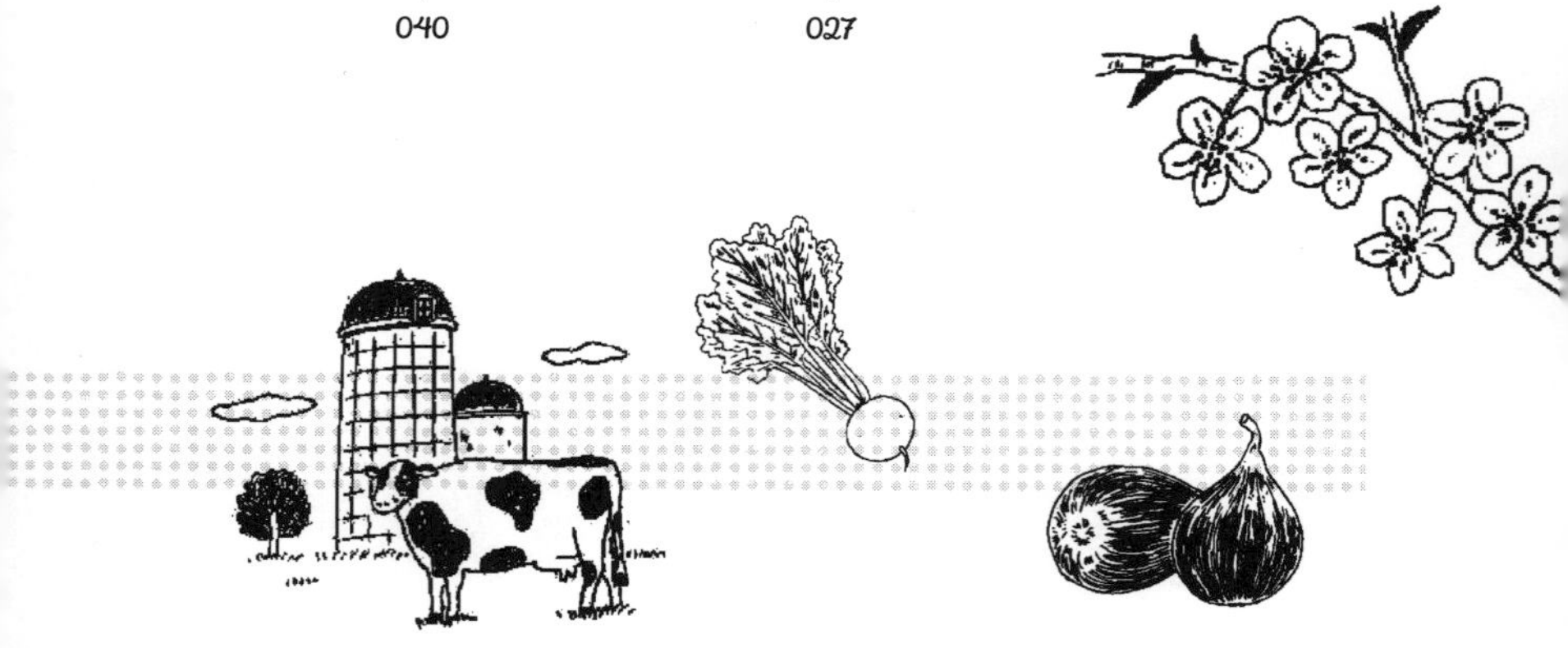

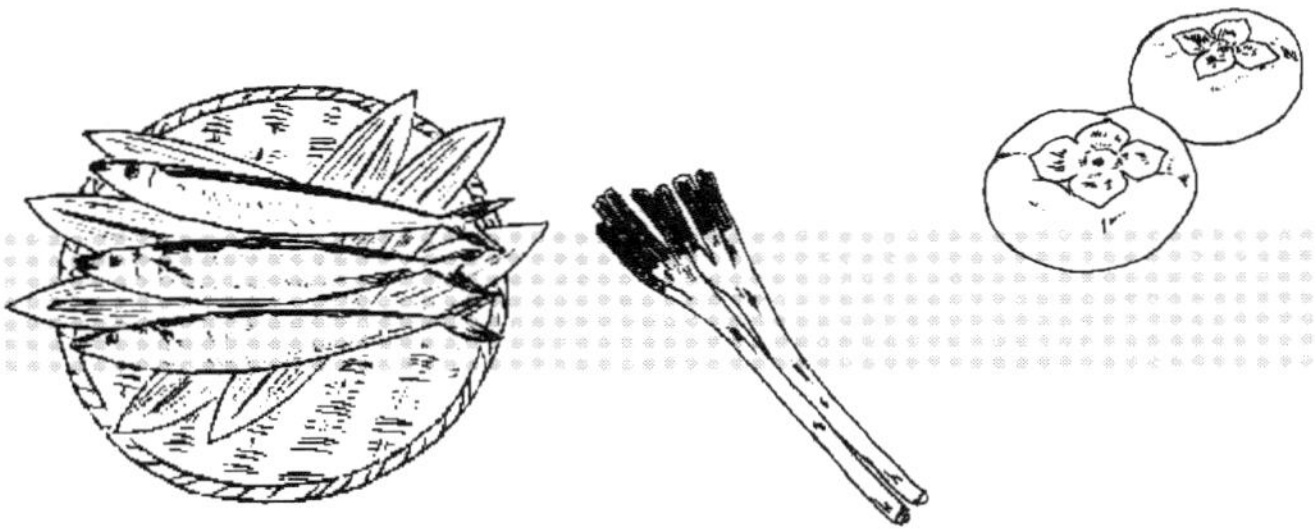

味覚の教育　まえがきにかえて

「息子はバナナにケチャップをかけて食べるんですよ」「娘はお菓子とチョコレートしか食べないんです」……。「味覚が乱れている」「食生活が混乱している」……。聞こえてくるのは嘆きの声ばかり！

味蕾《みらい》が異常な世代を作ったのは、私たち大人なのでしょうか？　悲観的な人はそう考えているようで、こういう声を聞くと私も心が痛みます。「子どもに食べもののおいしさをわからせるには、どうしたらいいのでしょう？」という質問もよくされます。そんな人たちのために、この本を書きました。

まず第1部「好き、嫌い」では、いろいろな問題点を整理します。第2部「味覚と学校」では、実際の教育現場で、国語や社会、理科などと組み合わせて、味覚をどのように教えられるかを示します。そして第3部「家庭での味覚　家族とともに」と第4部「実践のためのヒントとアドバイス」では、毎日の生活での実用的なアドバイスをまとめています。

ところで「味覚」という言葉をどう説明したらいいのでしょう。この難しい質問については、第1部第1章の「味覚の構造」でお答えします。基本となっているのは、思春期の子どもを対象にした「感覚の目覚め」のクラスでの私の経験と、それに関連する多くの専門家（特に生理学者と心理学者）の研究です。

ここでは、胎児が羊水のなかで、味、特に甘味に対してどう反応するかがわかるでしょう。赤ちゃんが、いつも一緒にいるお母さんの影響で、味にどう反応するかについてもわかります。また、「子どもの味覚はどの程度まで自由なのか？」、つまり、味覚は生まれつきのものなのか、それとも環境のなかで獲得するものなのかという、基本的で複雑な問題もぶつけます。

同じく第1部第2章の「味覚の発達、新生児から思春期まで」では、成長と深く結びついたさまざまな段階を経て、未来のおいしく食べる達人が作られることをお話しします。

幸いなことに、健康であれば新しい味を発見するのに年齢の制限はありません。また、新しい美的感覚を身につけるのにも年齢は関係ありません。ですから、幼児や思春期の子どもが「食べたくない！」と頑固に拒絶しても、動揺する必要はまったくないのです。4、5歳の子どもは、「気に入る」「気に入らない」と、はっきり言い切ります。「超まずい！」は、思春期の子どもが好んで使う「記号」の一種ですが、こういった拒絶や、突然の「やみつき」は、おかしいことなのでしょうか？

たとえば、ほうれん草やゴーヤ、魚、納豆……などを拒む子どもたちには、どう対処したらいいのでしょう？　また、そんな子どもたちが、山盛りのフライドポテトや、マヨネーズ、ケチャップ、ビスケットに飛びつくのを、そのまま見すごせますか？　それについてはちょっとお待ちを。第1部第3章の「味覚の多様性」と、第4部の「実践のためのヒントとアドバイス」でお答えするようにします。

現状の分析

みなさんは、子どもが食卓についたときの態度を見て、怒ったり、困ったりしていませんか？　しかしその前に、いくつかの問題について考えてみましょう。まず、子どもの味覚を作るのはいったい誰なのか？　もちろん、私たち大人だけではありません。私たちはマスコミの広告や流行などに対しても無力です。それに私たち自身も、子どもの頃は変な欲求やクセ、嫌いなものがあったことをつい忘れがちです。これはいいか悪いかの道徳的な問題ではありません。もっと現実的に、オープンな態度で子どもに接するようにしましょう。大人の想像力を少し、そして子どもたちの想像力をたくさん働かせましょう。何かと健康管理を口にする医者や、カロリー計算にのみ終始する栄養士には期待しすぎないこと。子どもの味覚を発達させるとは、ある意味、批判精神を発達させることなのです。

また、この本では、砂糖の摂りすぎの問題についてもお話しします。小さい子どもの味覚に関する能力を決定的にダメにしてしまうことがありますから。また、アレルギーや味覚障害についてもお話しします。

それでも、確実なことがひとつ。それは、味覚の発見は家庭の愛情と環境によって大きく左右されることです。生活のレベルや教育方針とは関係がありません。恵まれた家庭でも、食卓が貧弱なケースがあれば、逆に質素でも、お母さんが一生懸命味に変化をつけ、シンプルな食べものを、ハーブや香辛料でおいしそうに料理している家庭もあります。また保育園を見ても、ある園では園児にとてもおいしい食事を与えているのに、別の園では、同じ予算でもおいしくなさそうなメニューになっています。家にいるお母さんでも、毎日の料理に疲れてか、まったく無関心な人がいると思えば、フルタイムで働きながらも、つねに新しい料理のアイデアや質を研究しているお母さんもいます。したがって、味覚教育はお金の問題でも、昔の方がよかったと過去を懐かしむことでもなく、むしろ判断力と良識の問題なのだと、胸を張って言えるのです。

では実際に、味覚教育にはどう取り組んだらいいのでしょうか。昔の食べもののほうがよかったと言って、「石油ランプの時代に戻りましょう」と言われても困ります。現代の忙しいお母さんたちに、手間も暇もかかる昔風のスープを見直しなさいと言いたいのではありません。私が主張したいのは、子どもたちが味覚を自由に楽しめるよう、あらゆるチャンスを与えるということです。たとえば、菓子パンとジュースだけで栄養を摂っている子どもがいるそうですが、私から見ると感じられる感覚の範囲が狭すぎて、調和の取れた味覚を開花させられません。

そういう子どもは大人が厳しすぎたり、放任しすぎたりする反動で、他のものを食べようとしないのではないでしょうか？　子どもの感覚器官は想像以上に一人ひとり違います。それだけに、自分でそれを生かさないのは残念です。味覚の仕組みは、たとえて言うとヴァイオリンのストラディヴァリウスと同じで、無数の細胞が味を奏《かな》でます。この繊細な楽器は、知性を持って使わなければいけません。知識もなく、乱暴に扱ってはいけないのです。

味覚の崩壊を嘆く人もいれば、そうでない人もいます。しかし、いま私たちに必要なのは、いろいろな情報——新鮮な料理や質素な料理、工業食品や合成食品も含めて、食べものの匂《にお》いや食感など——を自分のものにすることです。そして、個人それぞれが取捨選択して、自分のシンフォニーを奏でることなのです。

そのためには、「導くテクニック」も身につけなければなりません。すべてはそこにあります。私は個人的には、コカコーラやケチャップ、キャンプ用の簡易食品を食べる子どもを見てもあまり憤《いきどお》りを感じません。私の願いは、そういう子どもたちがそういう食品しか知らないのを避けたいだけです。子どもの味覚が開花するのを助けるのは私たち、親であり、教育者です。もし子どもが「偏った味覚の持ち主」になるなら、それは特別な場合をのぞき、私たちのやり方に問題があったということです。

子どもの好奇心を目覚めさせる

私たちは息子や娘に目安を与え、自分で比較できるように導かなくてはなりません。もし息子が、新鮮なトマトで作った香りのいいソースを一度も食べたことがなかったら、いつまでもケチャップ党でいるでしょう。もし娘が、チーズを受けつけられず、「もう二度と食べたくない」と言ったら、それは私たちがおいしいチーズ料理を一度も与えていないからです。

ただし、一生料理を作って過ごすとか、毎回、豪華な食事を作るという意味ではありません。現代は外食の割合が増えている分よけいに、家庭で食べるものには注意を払わなければならないということです。かといって、フォアグラやキャビアを出せばいいということでもありません。贅沢とは、サラダや野菜の味つけはもちろん、まわりの環境や、テーブルクロス（またはテーブル・マット）の色についても考えるということなのです。私たちはますます、「日々の食事（生きるために食べる）」と、「ハレの食事（食べるために生きる）」を分けて考えなければならなくなっています。後者は当然、準備にも時間がかかり、そのぶん値段も高くなるでしょう。

一方、学校の給食は、栄養のバランスは考えられていても、画一的で、なかには我慢して食べている子どももいるでしょう。そういう子どもは、夜、または週末だけでも、家庭でおいしい食事にありつく権利があります。もしそれがかなえられないなら、他で変な味を求めても、驚くにはあたりません。

「そういうあなたは味覚の教育者ですか？」と、よく質問されます。いいえ、私はアドバイザーであり、友人です。どんな親でも、子どもと一緒に楽しみながら、簡単な方法で味覚の能力を試すことができるとアドバイスできます。おいしく食べることは遊びでもあるのです。

私は、「味覚の学院」のようなものを創設するつもりでこの理論を開拓しました。それはある運動を始めるためで、その経緯については第２部の「味覚と学校」でくわしくお話しします。きっかけは、最初に行った「感覚の目覚め」のコースです。そのとき初めて、子どもたちにいろいろな匂いをかがせたのですが、感じる力はとても鋭いのに、それを表現する言葉が曖昧で、そこに大きな溝があったことに驚いたのです。例をあげてみましょう。「これは、パパがスタンドで車を満タンにするときの匂いだ！」。子どもたちからガソリンという言葉を引き出すのは難しいものです。しかし、子どもたちは自分たちがどんな状況で匂いを感じたかについては、とてもよく思い出していました。

私の試みはここから出発しました。この若い体、若い精神を「働かせ」、感覚を正確に伝える言葉の選び方を学習させせなければならないと思ったのです。私は最初から確信していました。これこそ、子どもの個性を発達させせるのに役に立つ仕事だと！　とにかくやってみよう、と。

そしてまた、子どもたちの感覚器官が、現代社会の雑音で飽和状態になっていないかぎりやるべきだ、と思いました。記憶のともなわない言葉は必要ありません。そして、言葉で表現できない喜びも必要ありません。子どもたちの感覚が、甘いアイスクリームや炭酸飲料、ふぬけで味気ないハンバーガーで鈍ってしまう前に、目覚めさせなければなりません。

理論の完成まで

最初に実践を行ったのは1974年でした。それから何万人という子どもたちが味覚の目覚めの授業を受けています。当初のクラスについては、いまはもう大人になった、当時参加した子どもたちが語ってくれるでしょう。当時の教育者や親の声も耳に届くかもしれません。12年間の試行錯誤と、その間、トゥール地方の教師たちが熱心に研究に参加してくれたおかげで、教育法を確立することができました。ただし、この10回からなる内容はあくまでも基本で、毎年くり返してもいいですし、範囲を広げてもかまいません。この本では第2部第1章の40ページで、理論確立までの基本概念をお話しし、その後の12年間、国家事業として行った際の観察結果についても触れています。このときはCNAC(フランス国立食文化評議会)の協力のもと、のべ10万人近い子どもたちが参加しました。

この味覚の教育で大事なポイントは、子どもの味覚器官が活用されていない度合を見きわめたうえで、感覚を「目覚めさせる」ところにあります。クラスメイトとうちとける時間を考慮して、2学期に始めるのが望ましいと思っています。年齢は小学校5年生（10—11歳）ぐらいがいちばん適切だと思いますが、もっと若く、逆にもっと上でもかまいません。ただし、年齢が上の場合は、感覚の「目覚め」というより「取り戻す」意味合いを持ちます。

私が提案する「感覚の目覚め」の授業は、もちろん確かな経験に基づいていますが、事情に応じて変えても、もっと言うなら手直ししてもかまいません。この本は教師と親の両方を対象にしたものです。

親のみなさんは、第3部「家庭での味覚　家族とともに」と第4部「実践のためのヒントとアドバイス」を参考にしてください。これは私のこれまでの観察と、協力者のカトリーヌ・ピエールが子どもの味覚に関わるさまざまな分野の専門家（医師、研究者、保育園長、学校食堂の責任者など）と行った調査をもとに作成したものに日本の事情を加えました。

私たちのアプローチが、いろいろな面でみなさんの役に立つことを願っています。この本は食品のガイドブックではありません。健康問題や栄養バランスについては、小児科医や栄養士にお任せします。私たちの目標はもっとデリケートな問題にあります。

この本を読んだ教育者や親が、子どもの感覚を開花させる「方法」をいくつか見つけ、子どもたちに新しい自由を発見させたいと思ったら、私たちの目的は達成されたと言えます。それにはまず、子どもを「人生を味わう人」として、彼らの体も精神をも尊重することです。先人の教えにしたがうと「精神は物から感覚がとらえるものを受け取り、そこから糧《かて》を引き出して、自由を刻みこまれた動きのある形にする」となります。

Goûts et dégoûts

第1部

好き、嫌い

第1章

味覚の構造

La construction du goût

味覚とは何でしょうか。ある食べものの味？　それとも食欲など何かをそそる味のこと？　もちろん、このふたつは違います。ここではまず「何かをそそる味」ではなく、食べものの「味」について検討してみます。考えてみると複雑です。舌と鼻はパートナーのように密接に結びついています。お互いに反応し合っていて、舌と鼻のどちらが主役なのか見当もつきません。

専門家のあいだではいろいろ論争があるとして、はっきりしているのは、味覚は「多数の感覚」が混ざり合ったものだということです。嗅覚《きゅうかく》と味覚はもちろん、温度による感覚も、視覚も、聴覚も関わっています（たとえば、ビスケットを食べるときのサクサクとした音）。また、食品の手ざわり、ツルツルしているか、ザラザラしているかという情報も忘れてはいけません。これらは「立体感覚」の認知と言い、ボリューム感や形も含みます。

食べものを見たときに、私たちの体がどういう反応をするかについては、生物学を少し勉強する必要があります。そして、こうした現象を長年研究している、多くの専門家の話にも耳を傾けなければなりません。そのなかのひとり、神経生理学者のパトリック・マックレオドによると、味覚とは「95％が嗅覚で、5％が味。おもな情報の大半は鼻腔から脳に入る」そうです。

私たちはまず鼻で味わい、それから舌で

風邪を引くとどんな状態になるかは、誰にでもわかるのではないでしょうか。嗅覚を奪われるので、料理や飲みものを味でしか感知しません。すると「風味」がまったくなく、たとえばワインの味が、なぜか酢に似ていることがあります。

嗅覚はふたつの方法、ひとつは鼻孔《びこう》、もうひとつは鼻孔の後ろにある後鼻孔《こうびこう》、いわゆる「後《こう》鼻腔《びこう(くう)》」で感知されます。この鼻腔は空洞（21ページの図参照）なので、口中の「揮発《きはつ》成分」は何の障害物にも出合いません。反対に、鼻で吸い込むと鼻の内部にある「鼻甲介」にぶつかってしまいます。ご存知かもしれませんが、醸造学者やソムリエはワインの試飲をするとき、舌を動かすのが習慣です。これはできるだけ空気を取り入れて、すべてのアロマ[1]をうまく発散させるのが目的です。ワインのアロマは、新鮮な空気を入れることで、より感知できるのです。嗅覚に重きを置くマックレオドの主張はここからも裏づけられます。

1　アロマについては「第4回嗅覚」および第4部「実践のためのヒントとアドバイス」を参照。

さて嗅覚の情報はどこへ行くのか？　脳の前部、大脳皮質《だいのうひしつ》のなかにあって、鼻腔の近くに位置する嗅球《きゅうきゅう》に送られます。

では、味はどのように感知されるのか？　大人は特に舌、子どもは舌の他、口壁の内部にもある、味蕾と呼ばれるものによってです。この味蕾が、甘味や苦味などの食べものの味を感知するのですが、ここで味蕾は約1週間ごとに再生されることは知っておくべきでしょう。その他、口のなかや舌にある末端神経も、食べものの温度や質感といった情報を感知するようにできています。味蕾でキャッチされた情報は、まず延髄《えんずい》（図5「味覚と嗅覚と脳」参照）で処理選別され、それから大脳皮質に送られて、ここで初めて感知されます。

しかし実際は、私たちが食べものを口にするとき、何を感じて「味わう」と言うのかはよくわかっていません。脳には嗅覚にも味覚にも敏感に反応する細胞があり、ふたつの情報が混ざり合っているからです。このように匂いと味が混ざった複雑な感覚を、専門家は「風味」と呼んでいます。

味を見分ける

では、よく言われる「味」とは何でしょう？　これに関しては、19世紀以来、4つの「基本」味――塩味、甘味、苦味、そして酸味に分けて考えるのが習慣になっていました。しかしこの

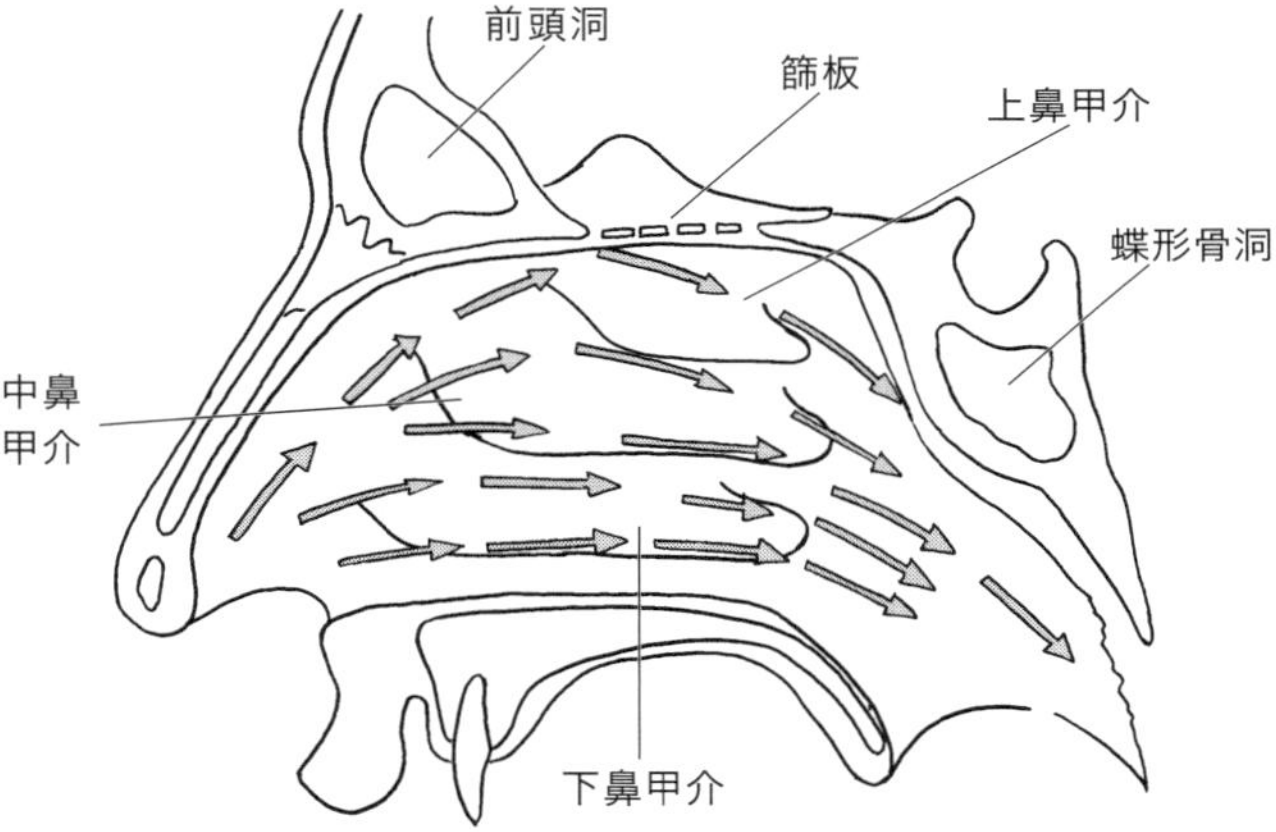

匂いの刺激の経路の略図

分類法は、パトリック・マックレオドや、アニック・フォリオンといった科学者たちからは異議を唱えられていますし、また、4つの基本味で分類すると、日本で言われる「うま味《み》」は、どこにも属さなくなります。

科学者たちに言わせると、味全体が無限に変化する、一種の「連続体」を作っているそうです。それも甘味、塩味など、それぞれに近い味が存在し、それらが再編成されて、虹のようになっていると言うのです。つまり甘味から苦味まで、紫から赤に移る虹のように、あらゆる種類の違った味がそのあいだに存在するということ。そう言われればなるほど、こういう感覚は日常生活でもよく体験します。私たちが味について語るときは、「この甘すぎる」、「この料理は塩味がきつすぎる」、「このお菓子は甘すぎる」など、過剰な味を指摘することが多く、感じた味を、「多すぎる、少なすぎる」、あるいは「十分ではない」という量を示す形容詞で表現しがちです。

重要なことはふたつ。ひとつは何かしら味を感じることができること、もうひとつはある程度の濃さを感じることができるということです。たとえば、ほとんどの人はショ糖や果糖を甘味に分類するでしょう。しかし、その成分が甘味と見分けられるには、個人によって違う濃度が必要になり、1から100まで異なることもあります。キニーネの苦味を感知するとなるとさらに、個人の開きは1から500にもなります。病気の場合は別にして、このように個人の感じる能力の違いはとても大きいのです。

専門家によると、味覚の閾値《いきち》にはいくつか種類があります。「絶対閾値」（純粋な水と比べて、ある味の存在を見分けられる濃度）または「検知閾値」、「認知閾値」（その味が塩味か甘味か、イチゴかバニラかが識別できる濃度）、「好感、もしくは拒否に関わる閾値」（ある人にとって好ましいか好ましくないかを判断される濃度）です。これらの閾値は、年齢や健康状態などによって変化し、高くなったり低くなることもあります。ですから、子どもや思春期の若者たちの味覚の学習が重要になってくるのです。ただし、閾値に優劣はないので人と比べることに意味はありません。あくまで自分が何をどう感じるかを認識できることが重要なのです。

味覚はさまざま

「おいしい」と「まずい」の違いはなんでしょう。いよいよ問題の核心です！　味覚は文化であると同時に、愛情の問題でもあります。ここまでで脳の感知メカニズムについて少し学びました。残るは味覚の中心的な問題です。なぜ人によって、お菓子よりハム・ソーセージ類が好きだったり（またはその逆）、また、ほうれん草やチーズなどよりニンジンのほうが好きだったりするのでしょう。こうした好き嫌いは生まれつきのものなのか、それとも環境と教育によって獲得するものなのか。これは複雑な問題です。

現在わかっていることで、完全に生まれつきと言えそうなのは、甘味を好み、苦味を拒否することだけ。もっとも原始的な生物とされるアメーバにさえ、甘味に「本能的な欲求」があり、人間の胎児はお母さんの胎内にいる5か月目から甘味には敏感です。羊水にブドウ糖を注入すると、反射的に吸いこむ動作をするのに対し、胎児がオシッコをしたときは、まわりの羊水の成分が変わるので、しばらく吸いこむのを止めてしまいます。

赤ちゃんの「味覚顔面反射」の問題に取り組んだ、味覚の専門家マティ・シヴァ教授の研究によると、新生児も胎児と同じように、甘味が好きなことをはっきり表情で示します。一方、神経生理学者のル・マニャンによると、甘味への好感の表現は「生まれつき備わったカロリーに反応するシグナル」で、たとえば、新生児の口に砂糖液を含ませると、口の隅を収縮させます。赤ちゃんが満足して微笑んでいるように見える、あの表情です。満足しているのは、その表情のあとすぐ強く吸いこむことで裏づけられます。これを専門家たちは「生き残りのための反射的反応」と呼びます。同じような実験は、ラットや他の哺乳類でも行われ、確認されています。

反対に、酸味には明らかな嫌悪感を示し、口元をつぼめて、鼻に皺《しわ》をよせ、まぶたをしばたたかせます。ただし、塩味については複雑です。なかには「塩に漬かっている」のではないかと思うほど、塩に惹きつけられる新生児もいます。しかし、最も明確に拒否の反応をするのは、苦味を与えられたときです。

これらの表情に教えられて、お母さんはその食べものが子どもにとっておいしいか、おいしくないかの判断をします。お母さんは赤ちゃんとのやり取りのなかで、子どもの表現をそっくり「まねる」傾向があり、これはたいへん重要なプロセスです。赤ちゃんが嬉しそうな顔をしたのを見て、つられて微笑み、甘いものを欲しがっていると思ってその要求に答えようとします。このとき新生児のほうは、お母さんが嬉しそうなのを見て、幸せが約束されたと「解釈」します。そう、赤ちゃんにとっての安全の約束です。

生まれと育ち、お母さんのイメージの影響

こうしたことがなぜ起こるのかは、科学者たちにもわかりません。それに関しては、種の起

源の神秘として残しておきましょう。

いずれにしろ、お母さんの好みが赤ちゃんにも影響を与えるのは確認されています。赤ちゃんとの関係のなかで、お母さんが無意識に表す好みです。そしてそれらは当然、子どもの感覚と個性を形作っていきます。子どもは2歳まではお母さんと一心同体。実際に、食べものとの出会いの機会はすべて、お母さんか、お母さんに代わって世話をする人にかかっています。したがって、子どもの味覚の形成に最初のお手本となるお母さんの責任は重いのです。たとえば、子どもがほうれん草を嫌いになるには、お母さん（または世話をする人）が嫌いなだけで十分です。理由は簡単。赤ちゃんはほうれん草をくれる人の目に、「これはおいしいものよ」という表情を読みとれないから。「生まれつきの」嫌いとは無関係なのです。ですから、好きな食べものや嫌いな食べものを、遺伝のせいだけにするのは気をつけましょう。感覚の個性が「生まれつきか育ちか」の一面だけで識別できると思うと、とんでもないことになります。一方、科学者たちもこのテーマにはあえて手を出しません。その代わり、広い意味での味覚の情緒的な面と教育の持つ力については、意見が一致しています。

私たちの味覚は、環境のなかで根本から作りあげられていきます。そしてなにより、自分たちが置かれている文化によって作られます。インド人にとって、宗教で禁じられている牛肉は食べものではありません。同じように、豚の骨つきあばら肉はイスラム教やユダヤ教の人には歓迎されません。したがって味覚は、生まれたときから、食べものをめぐる「食べられるものと受け入れられないもの」の一連の制約の影響下にあるのです。心理学者でもあるマティ・シヴァ教授は、こうした影響をふたつのタイプに分けています。ひとつは親の影響、もうひとつは、その後始まる「仲間」（学校の仲間、友だち、同僚）の影響です。「あなたが食べているものを言ってくれれば、あなたがどういう人間かを言える」とシヴァ教授は言います。彼によると子どもの摂食行動には二重の意味があり、「家では、自分の違いを主張するのに食べものが使われます。学校の給食では反対に、グループに溶け込むために友だちと同じものを食べます」と言います。このことから、子どもが家である日突然、ある料理が大嫌いになったり、かと思うと別の日には大好きになって、親は理解できないという事態が起こるのです。

ただし、このような子どもの味覚の急変は簡単に説明できます。若い個性が成長し、社会性を身につけていく時期と過程にぴったり合っており、この成長は飛躍的な展開を見せるのです。ときに成長が後戻りしているのではないかと思う例もありますが、驚くことはありません。子どもたちを受け入れ、成長を見守る術《すべ》を身につけるだけで十分でしょう。未来のおいしく食べる達人が、まだ何も獲得していないのは明らかなのですから。

第2章

味覚の発達、新生児から思春期まで

L'évolution du goût, du nourrisson à l'adolescent

子どもの味覚は、幸いなことに変えられます。いいえ、むしろ影響されやすく、さまざまに変化する、修正可能なものだと断言できるでしょう。

新生児に安心感を与える甘味

すでにお話ししたように、胎児はすでに甘味に引きつけられるのがわかっています。羊水にブドウ糖を注入すると、唇を動かして吸いこもうとすることも述べました。これは専門家たちによると、味覚というより「本能的欲求」です。では、胎児が暗い胎内から外の世界へ出て、さまざまな味に直面するとどうなるのでしょうか。新生児にとっては、口がまわりの環境を発見する道具になります。心理学者の言う「口唇期《こうしんき》」に入るのです。しかし、まだ分析する力はありません。

最初の何日間かは、胎児の頃と同じ「本能的な」反応を繰り返します。甘味を前に微笑み、苦い液体を与えたら顔をしかめ、吐き出そうとします。酸味に対しては、すでに見てきたように、鼻に皺《しわ》をよせて口元をつぼみ、まぶたをしばたたかせます。この段階ではまだ、脳にはこれが「おいしい」「おいしくない」などのインプットはされていません。この反応は、新生児が自分の体に必要で「受け入れられるもの」とそうではないもの、「快いもの」とそうではないものを、すでに識別できることを示しています。

6か月から2歳までの子どもの味覚

最初の変化は生後6か月頃に表れます。新生児の味覚の受容体は、胎児の頃からすでに口のなか全体をおおっているのですが、キャッチした感覚を意識として解釈する能力が欠けています。それが生後7か月になると、マティ・シヴァ教授が観察した赤ちゃんの多くは、味の違いや好きな味を、表情で示すようになります。そして、それまでは反射的な表情でしかなかったのが、より含みのあるものになります。生後間もない頃の本能的な反応は消えるか、濃い濃度のものを摂取させたときだけになります。濃い濃度の場合は吐いてしまう子どももいます。

16か月頃になると、重要な新しい変化が表れます。天使のようだった赤ちゃんがいたずらっ子になるのです。自分の欲求や欲望を満たすために表情を使うようになり、それほど必要でもないのにその表情を繰り返します。

「どんなに小さな反応でも滑稽なほど強調します。それだけでなく同じ表情を執拗に繰り返します。目的は、他人にわかってもらうということなのです」（マティ・シヴァ教授）。

「嫌い」は自己主張のひとつ

2歳頃までは、完全にお母さんに依存し、楽しいことなどはお母さん（または世話をしてくれる人）をお手本にします。ところがしばらくすると、まわりの家族や医者が「これはおいしいもの」「体に必要だから」と与えた食べものを前にすると、「嫌だ」と表現するようになります。レバーやほうれん草、チーズなどです。一見すると不可解にみえる反応ですが、なぜでしょうか。赤ちゃんは成長したのです。歯も生え、歩き、話しだした赤ちゃんは、まったく新しい、障害がいっぱいの世界を探検しているのです。新しいものは、赤ちゃんにとって危険に感じられることが多く、これは毒かもしれないという、「先祖伝来」の不安なのかもしれません。

「全部食べなさい」と言うことは、危険をおかしなさいと言うことかもしれません。その危険が、子どもたちを無意識にこわがらせます。ですから、教育熱心な親が無理にでも食べさせようとすると、子どもたちが「拒否」するのもわかるでしょう。

4歳の子どもにはまだ本当の基準がありません。知っている食べものが好きなだけ。それから少したつと、「拒否」は再び自己主張の手段になります。この時期は同時にものまねもします。拒否の時期、つまり食べものの「新奇恐怖症《しんき》（ネオフォビア）」は5、6、7歳、場合によってはもっと長く8、9歳まで続くこともあります。子どもが受けつける食べものの範囲が極端に狭くなる、いわゆる偏食になることもあります。偏食がピークに達するのは、ふつうは4、5歳。これは決して病的なものでも、わがままでもありません。子どもの好き嫌いにはちゃんと理由があり、その子どもの「リズム」は尊重しなければなりません。子どもはもう自立しているのです。

好き嫌いと、思春期

10歳頃になると、子どもは新しい「拒否」の段階に入ります。思春期の兆候が表れ、肉体も精神も変化し始めます。感覚器官も体の他の部分と同じように変化し、とりわけ嗅覚が変化します。ギュイ・ヴェルメイユ博士によると、思春期は重要な入り口です。

「味覚の変化がともない、これは二次性徴のようなものです。コショウや塩、野菜が好きになり、タバコやアルコールにも惹かれるようになります。その代わり、子どもの頃に好きだったものの代表、甘いものへの嗜好は少し消え始めます」

この年齢はまた、激しい欲動と過食症の時期でもあります。特に男の子は食べものへの欲求は2倍にもなります。この量的な欲求は、もちろん成長と関係があります。欲動については心理学的な観点から慎重に見きわめる必要があります。思春期の若者は食べものを通してメッセージを発信するのですが、これはあまり問題視すべきではないでしょう。若者は、アルコールなど禁止されているものを要求したり、コカ・コーラやビール、ハンバーガーやピザなど、友だちが食べているものをまねて自己主張することもあるのです。

人類博物館の副館長で、『食の文化史——生態・民族学的素描』（筑摩書房）の著者ジャック・バローは、南仏の農村で行った食習慣の調査についてよく話します。味覚の変化では子どもたちが当事者になるという例です。農家で自家製のチーズや本物の田舎風ハムを食べていた子どもたちが、電車に乗って町の学校に通うようになったとたん、市販のクリームチーズやハムを要求するようになったのです。家庭でも、学校で友だちが食べるものを食べたいとわがままを言い、そうすることで農業に従事している親への「優越感」を主張できるとでも思っているようです。好きなものを食べるのはいいのですが、それが必ずしもよいものでないのは残念です。

これまでの話で、子どもの味覚は早くも胎児の頃から表れ、遡《さかのぼ》ることのできない多くの段階を経ることがわかってもらえたのではないでしょうか。それぞれの段階では、せかさないほうがいいでしょう。子どもの味覚は、できるだけその子自身で身につけるものでなければなりません。

第3章

味覚の多様性

De la diversité des goûts

なぜ、私たちには嫌いな食べものがあるのでしょうか。日本のように食べものが豊富な国では、好き嫌いのない人のほうが珍しいかもしれません。食べものがあふれ、選べるので、一部のものしか大切にしないという贅沢をしています。しかし、これは本当に贅沢なのでしょうか？

親譲りの好き嫌い

まず、「遺伝的な嫌悪感」について簡単に検討してみましょう。遺伝的なものはあることはあるのですが、相対的にまれ。しかも生まれつきか、育つときの環境によるものかを区別することがまた難しいのです。それでも家族によっては親譲りの傾向が見られ、たとえばワインを1滴も飲めない男性が、それは「祖父母の血筋」だと言うこともあります。遺伝には、隔世遺伝という言葉があるように、1、2世代飛びこえる「縮れ毛」のような遺伝的特質も確かにあります。

とはいえ、こういうケースを明確にするのは難しく、先の男性の場合でも、子どもの頃にワインの産地に育ったのが理由で匂いにうんざりしているのかもしれません。同じ理由で、チーズが嫌いな人もいるでしょう。匂いがきつく、強すぎるものは、子どもは受けいれにくいからです。したがって、好き嫌いの遺伝的な性質に関しては、絶対的な証拠がないのです。

食物アレルギーや不耐症《ふたいしょう》の問題は医学の分野なので、ここでは触れません。ただし、食べものの拒否では病的なケースも含めて、子どもの頃のよくない思い出に結びついた例がたくさんあります。ニンニク嫌いのある若い女性は、子どもの頃に両親がミミズを近寄らせないために首にニンニクの首飾りをかけたからだと言います。牛タンが大嫌いな別の女性は、食べ残すと地下に閉じ込められ、無理やり食べさせられたせいだと言います。周囲の大人の対応が原因で食べものを拒否しているケースは、どのくらいあるのでしょうか。

思春期の「拒食症」や「過食症」も、別に考えたほうがいいでしょう。これらは内面の一時的なトラブルを表していることが多いからです。かといって、無視してはいけません。この病気で苦しんでいる若者はとても多く、これらの行動が表すメッセージの受け止め方を知らないと、慢性的な病気におちいることもあるからです。

最後に、投薬による味覚のゆがみについてお話ししておきます。ギュイ・エロー博士は、とりわけ抗うつ剤、抗ヒスタミン剤、向精神剤が口を乾かす影響を指摘しています。もうひとつの要因は、亜鉛の不足です。したがって、なんらかの「味覚障害」があった場合はまず医師に相談すべきで、機能障害の有無を診察してもらうのが先決です。また、頭部に激しい衝撃を受けたり、鼻腔が重いウイルス感染にやられると、「無嗅覚症《むきゅうかくしょう》」を引きおこし、味覚を失ったように感じることも知っておかなければなりません。これは味盲《みもう》とは違うので、混同しないようにしましょう。

人は生まれつき同じ味覚をもってはいない

　残るは重要な問題、味覚の多様性とその表れ方です。味覚の世界では、私たちは生まれつき同じではありません。答えは簡単。人それぞれの感覚器官は違うからです。人にはそれぞれ、舌に何百という「受容体」組織がそなわっているのですが、専門家のアニック・フォリオンによると、だれひとりとして同じではなく、同じタイプの受容体の数も違うそうです。だから、味覚検査の答えは多種多様になるのです。たとえば、大多数の人が甘いと感じる合成甘味料のアセスルファムを20%の人が「苦い」と答えるように、先天性の味盲の人もいます。

　人より味覚に「敏感」な人はもちろんいます。「音楽的」に耳のいい人や、美に関して「審美眼がある」人がいるように、「味のわかる人」がいるのは不思議ではありません。専門家は次の3つのグループに分けています。感じる能力が極端に高い人は「味覚過敏」、その対極で、味を少し、またはまったく感じない人は「味盲」。そして、その中間が平均的なグループです。

味盲の場合、食べものに結びついた心理学的な障害があるのはまれ。このタイプの子どもは、空腹のときは何でも受け入れ、好き嫌いはなさそうです。そういう子どもは一般に、いわゆる「簡単な（扱いやすい）」子どもの部類に入ります。それが「味覚過敏」になると、まったく違って、拒否や嫌悪が頻繁に起こります。かといって、食卓で手のかかる子どもを、感じる能力が敏感というだけで理解するのも無理があります。先にも述べたように、食べものの拒否は家族と対立している状況の意思表示であることも多いのです。味覚の場合には、他の感覚と違って感情にも関わるので、敏感さの違いは重要です。思春期の若者たちは、ただ単に快楽を食べもので表現しているだけかもしれません。突然、ある食べものを強固に拒否するかと思うと、まったく別のものに強い関心を示すなど、大人にはまったく理解できません。

味覚過敏の子どもは、慎重に扱わなければなりません。こういう子どもたちはとても感情的です。しかしそれは、彼らの感覚の「閾値」が平均的な人と少し違っているからなのです。科学者によると、苦味に非常に敏感な子どもは、拒否する食べものの数がもっとも多かったそうです。また他の専門家によると、周囲の圧力が子どもたちを「感覚の刑務所」に閉じこめる傾向があるそうです。ここでいう圧力とは、たとえば食品メーカーのマーケティング戦略のことで、それに踊らされて子どもの食事に手を抜く両親が現われ、子どもにやわらかいものや甘いものしか与えなくなる、これが「感覚の刑務所」です。子どもたちは「あごをもう使いたくない」と思っているようで、噛まなければいけない食べものと見ると尻ごみします。噛む努力をしたくないからでしょう。

甘いもの、つまり砂糖入りのものをめぐる問題は複雑なテーマです。大好物の人もいれば、悪者扱いする人もいて、これについてはこの本全体を通してお話しすることにします。

砂糖とは依存関係？

砂糖の問題は善悪で決めつけるものではありません。しかし、砂糖についての数字をいくつか知っておいても損はないでしょう。２００年前、フランス人は年間でひとり平均２kgの砂糖を消費していました（この数値は注意が必要。貧しい農民と豊かな貴族の食べものでは格差がありました）。ちなみに２０１６年現在のイギリス人は約32kgで、フランス人は約40kg、日本人は約16kgです。フランスの砂糖の消費量は、１９７４年の39・４kgをピークに一時下がっていましたが、また約40kgに戻っており、専門家のなかには、多すぎるという人もいます。もちろん、医学的・栄養学的な視点からの話ですが、砂糖の消費量に関しては、国によって対応が違います。砂糖（ショ糖、果糖）の一大消費国アメリカ合衆国では、国をあげて肥満の問題に取り組んでおり、脂肪と砂糖がその槍玉に挙げられています。学校を中心に各家庭にパンフレットなどを配り、アドバイスなどの情報を広めているのです。しかし、味覚の問題としては扱われていません。

純粋に味覚の面から言っても、砂糖の摂りすぎはやはりよくありません。「砂糖は味覚をカモフラージュします。食べものの揮発部分である風味を消してしまうからです」と語るのは、この分野の専門家で、国立農業研究所所長のギュイ・フォーコノーです。彼によると、砂糖の欠点はもうひとつあり、子どもに満腹感をいだかせることです。たとえば食事の前に、炭酸飲料やコカ・コーラを2缶がぶ飲みすると、空腹感がなくなります。なかには、砂糖に依存するようになる子どももいるそうです。若者は大人より甘味に弱いので、砂糖類に習慣性、依存性が生じることもあります。とはいえ、砂糖を欲しがる感情面についてもよく考えてみなければなりません。心理学的には何かの埋めあわせとしての欲求から「甘いものを欲しがる」こともあるので、その場合は考慮が必要です。

砂糖の摂りすぎが本当に危険だとしても、食生活で厳格主義におちいるのはよくありません。母乳が甘いように、どの時代にあっても砂糖は喜びの感覚をもたらすものの代名詞だったのですから。中世では貴族や金持ちだけのものだった贅沢品の砂糖が、現在は広く普及しています。砂糖は子どもにとっては必要なもの。良い悪いと決めつけるのではなく、子どもの食べものとして正しい位置づけをするということです。

もう一度言います。子どもが味覚に障害を持たないためには、私たち大人が、子どもが味覚による喜びを自由に選択できるよう、あらゆる機会を与えなければなりません。つまり、子どもには虹の色のように連続してつらなる味と感覚の多様性を体験するように導き、自分にとって快適な世界を、賢く「構築」できるよう助けてあげるのです。

食卓の喜び

では、味覚に障害を持たずに食卓での喜びを「構築」するとはどういう意味でしょうか。それこそが「ピュイゼ理論」の目的で、これからいよいよ第2部「味覚と学校」で触れていくことになります。この理論は、子どもたちの味覚を「目覚めさせる」のがねらいで、都会文明に押し殺されてしまいがちな子どもたちの感覚に、ひとつひとつ働きかけていくものです。しかしもちろん、この理論の実践と並行して親が家庭でよい手本を与えなければ、何の意味もありません。そんな親のために、私たちからの実用的なアドバイスは、第3部「家庭での味覚　家族とともに」と第4部「実践のためのヒントとアドバイス」にあります。特に、第4部にはたくさんのヒントが詰っています。実際、子どもの味覚の最初の責任は親にあります。なぜなら、赤ちゃんにもすでに味覚は存在しているのですから。

Le goût et l'école

第2部

味覚と学校

第1章

たくさんの子どもたちが味覚を学ぶ

Des milliers d'enfants apprennent le goût

「感じたことを、もう少し表現できますか？」

国語の教師が女の子を見つめています。彼女は布でおおわれた小さな木片に指をあてて、何と答えていいかわからず困っています。これはふわふわしてやわらかい、ビロードのよう、それとも毛ばだっている？

いま私たちはある中学校の3年生のクラスで触覚を使う体験に夢中の生徒たちの中にいます。国語の教師の他に、理科の教師も参加していて、いま、「板を触って感じる体験」を行っています。また、たらいに入ったお湯に生徒に手をつけてもらい、感想を聞きます。お湯は熱い？とても熱い？　ぬるい？　それとも？

「みんなは今朝、どんな朝食をとりましたか？　熱い？　あたたかい？　それとも？」

次は二人の男の子が作ったビスケットを題材にします。視覚や嗅覚など他の感覚についてもおさらいしましょう。これは何色でしょう？　ベージュよりは褐色《かっしょく》に近い？　鼻は何と言っていますか？　粉っぽい、焼けた匂い、キャラメルっぽい匂い……？　そして触った感じはどうでしょうか？　なめらか……。かたい……。ザラザラ……。

感覚を表現する正しい言葉を見つけるのは難しい作業です。しかし、ここにこそすべてがあります。味覚がないところには言葉は存在せず、言葉がないところには味覚も存在しないのです。

「味覚の目覚め」のクラスを立ち上げる

感覚の目覚めのクラスを作るというアイデアは、１９７２年に遡ります。きっかけは、トゥール大学で社会学を学ぶ学生二人が心理学の面から嗅覚に興味を持ち、賛同した教師と共同で、トゥール市の小学5年生のクラスで調査を行ったことです。そのクラスでは半数の生徒が感覚の目覚めの指導を受け、残りの半分は受けず、最後に比較できるようにしました。私は主宰する味覚分析研究所で、ある検査を行いました。それは試験管に閉じこめた一連の匂いを子どもたちにかがせるというもので、結果はとても参考になりました。子どもの鼻は大人より「繊細」でしたが（10種類の匂いのうち、大人が平均2種類に対し、子どもは平均5、6種類を認識できる）、例外をのぞいて的確な言葉を見いだせず、遠まわしな言い方でしか表現できなかったのです。たとえば、オレンジをアルコールに浸した液は「看護師さんの匂いがする」など感覚は強いのですが、語彙《ごい》はあやふや。しかし、授業が終わる頃には結果は明確で、感覚の目覚めの指導を受けた生徒は、受けない生徒より何倍も的確に言い表すようになったのです。そこで感覚の面ではまだ開拓されていない子どもの頭と体を「働かせる」というプロジェクトが生まれました。すでに原型となる理論があったので、それを12年間試行錯誤し、そして１９８４年、１時間半の授業を10回行うプログラムをつくりました。この方法では、１回目は五感、２回目は４つの基本味、３回目はひとつの食事を考えて作ること、４回目は嗅覚、５回目は視覚、６回目は触覚、７回目は味覚を妨害するもの、８回目は地方、９回目はこれまでのまとめ、そして最後の10回目に、最高においしい料理を味わい、そこで子どもたちに受講証明書を渡します。

この教育的アプローチは反響を呼び、料理に関心のない人たちにとっても考える機会となりました。「感覚の目覚めの授業」という言葉のもと、広範囲に、さまざまなことをテーマにしたのが共感を呼んだのです。この授業は、現場では教師の熱意と想像力でいかようにもなり、とてもユニークなものもありました。子どもたちの注意力を味覚に向かわせ、同時に食べものや環境、それに対する批評へと持っていくには、想像力だけでは無理。科学的な裏づけ、ワイン醸造学者としての経験、農産物食品に関するしっかりした知識があって初めて可能になります。

しかし、もうひとつ条件があります。熱意です。私には、行き過ぎた画一化に対していまこそ行動に出るべきだという熱い確信がありました。戦後と、それに続く物資が乏しい生活のあと、私は社会のさまざまな激動に立ち合ってきました。生活レベルが向上し、工業技術が発達したおかげで、砂糖の消費量は激増し、パンの味は変わり、ベビーフードが普及しました。しかし、味覚の分野では残念な結果になり、子どもたちは苦いものや酸っぱいもの、かたいものを拒否し、砂糖に依存するようになりました。これは感覚の貧困化で、人間性にさまざまな重大な結果をもたらしています。

「感覚の目覚めの授業」の特徴は、いくつもの基本教科に関連している点です。国語（言葉を通して）、理科（神経の働きの説明で）、歴史と地理（料理の起源や多様性について）……などです。

古典や近代文学を解説するのも、ひとつの授業です。しかし、夏目漱石の『吾輩は猫である』に出てくる最中や団子を実際に見て、触り、食べながら行う授業はまったく別物！　トゥール市近くのヴヴレー市の中学校で、楽しい「味覚のクラス」に参加した教師たちはそれを確信し、次のように言っています。

「感覚を使う体験をすると、子どもたちが熱中する雰囲気が生まれ、それに押されるように発見があって、広い意味で文化的に豊かになれます。なぜなら、文学や絵画、音楽は全員が楽しめるとはかぎらないのですが、食べものにはみんなが関心を持っているからです」

よい環境にあるとはいえなかった学校でも、結果は同じ。トゥール市近くのシノン市の学校は、ぶどう畑の真ん中にありながら近くに原子力発電所があり、立地は半分田舎、半分都会、異なる「記号」が交差しています。一方、農家の子どもたちは、ぶどう栽培地の近くに住み、季節や収穫などを身近に感じていますが、会社勤めの親を持つ子どもたちは、スーパーなどで包装されて規格統一された食品に慣れ、人々が汗を流して働くところは見たことがありません。その代わり、いろいろなものを食べているので、味覚はより「雑種」で、よりオープン。こういう状況でも、共通の言語を見いださなければなりません。まず、地元料理のレシピなどから出発して、住んでいる地方から普遍的な方向へと持って行くのです。

味覚はコミュニケーションの重要なファクター

この味覚に関する試みを通して気づいたのは、一部の人たちからは「大切ではないもの」と思われている分野が、逆にコミュニケーションの重要な要素になるということです。たとえば、ヴヴレー市のある中学校では、モロッコ出身の少年がクラスメイトとは違う食べものを食べていたのがわかりました。また、感覚の閾値の違う子どももいることもわかりました。苦味や甘味、塩味の「閾値」がみんなと同じではない生徒が二人いたのです。思いもよらなかった問題です。でも、隣人の味覚を受け入れることは、その人をよりよく理解できるようになる第一歩です。

他人の味覚を受け入れられるようになるには、まず、自分自身の味覚と比較する作業をします。他人が好きな味をわかろうとすることで、さまざまな疑問がわき、なによりもよく考えるようになります。ある女の子は「私は早く食べすぎていたのがわかった！」と言い、別の女の子は「もう、食事中にテレビを見ないわ」と言いました。

未来のおいしく食べる達人たちはちょっとした批評家になり、テレビでよく見る食品のＣＭなどを批評するようになります。消費者を誘惑する包装を厳しい目で観察し、商品の質がわかりにくいと指摘します。こうして「感覚の目覚めの授業」を受けた子どもの親のなかには、「それまでと変わり、家で新しい食べものを要求するようになった」と言う人もいます。また、多くのケースで、思春期に特有の食べものの拒否が減ったことも確認しています。

こうした結果を見ても、取り組みを行った価値はあったと言えるでしょう。そしてそこに教師たちが積極的に参加してくれたら、もっと発展させることができます。この授業は、昔ながらの家庭科のようなものだけでなく、もっと幅広く教育の中に組み込む必要があります。シノン市のある教師も次のように提案してくれました。

「感覚の目覚めの授業は、ある程度継続しなければいけません。ただの遊びや目的のない活動で終わってしまっては残念です。授業と並行して、ぶどう栽培者を訪問したり、伝統的な料理を守っているレストランや、美術館や民芸博物館などを訪問するのはどうでしょうか」

そうすると、子どもたちはますます賢い「消費者」となり、また、自分自身の体に関わる食生活を観察し、考えを深めることにもなります。抽象的な内容の教育では、たとえ食べものの話でも興味を引きだすことはできませんが、私のクラスに参加したトゥール市の中学の教師が次のように言っています。

「生徒たちがこの授業に興味を持っているのに驚きました。栄養の授業ではみんなこれほど熱心ではありません」

実際、簡単で楽しい体験を通して、みんなで話ができ、自分たちの体のことを具体的に発見できるので、子どもたちは嬉しくてたまらないようです。このことからも、たとえリンゴひとつでも、味わうということは単なる「クラスのお遊び」ではないのです。

私の共同研究者たちも、同じ確信を得ていました。味覚のクラスでは黒板に文字を書くのではなく、パン（またはおにぎり）を教卓に置くというわけです。以来、目覚めのクラスは回を重ね、授業の最後に提出されたアンケートへの答え（その数は10万部以上にのぼります！）の分析も行われました。以下はその答えです。

教師たちへ：「味覚の手ほどきは、普及するべきですか？」

はい	92・16％
いいえ	7・84％

両親へ：「味覚の教育は続けるべきだと思いますか？」

答えなし	7・7％
いいえ	1・6％
はい（たぶん）	17・7％
はい（間違いなく）	73・0％

子どもたちへ：「知らない新しいものを食べてみたいと思いますか？」

	以前	以後
思わない	7・8％	2・7％
あまり思わない	15・5％	7・4％
ふつう	36・2％	36・5％
とても思う	41・0％	53・4％

この数字からもわかるように、授業の後では、新しいものを食べてみたいと「あまり思わない」、「思わない」子どもたちの数が減り、食べてみたいと「思う」子どもたちの割合が上がっています。もちろん全員とは言えませんが、おそらく一連の味覚の授業のおかげで味わうということに慣れ、社会との接点も増えたことで、新奇のものへの拒否感が減り、好奇心が高まったのでしょう。こうして1981年から1999年までの取り組みの中で子どもたちに次のようなことを聞きました（統計はフランス味覚研究所）。

「この教育を来年も受けたいと思いますか？」

はい	1804人	94・46％
いいえ	106人	5・54％

「料理を習ってみたいと思いますか？」

はい	1528人	79・96％
少し	360人	18・84％
いいえ	23人	1・20％

「料理を作ってみたいですか？」

はい	1596人	83・52％
返答なし	315人	16・48％

「はいと答えた人は、何を作ってみたいですか？」

前菜	111人	7・33％
肉、魚料理	146人	9・14％
手の込んだ料理	636人	39・87％
野菜料理	201人	12・59％
デザート	422人	26・44％
その他	74人	4・63％

子どもたちはこの授業に興味があり、料理にも興味がわいたと答えています（83・52％）。また、作ってみたい料理は、前菜が7・33％、肉、魚料理が9・14％、手の込んだ料理が39・87％、野菜料理が12・59％、デザートが26・44％、その他が4・63％と、自分で作ってみたい

料理が多岐にわたっているのがわかります。

こうした結果に親たちは驚きを隠しませんでした。私たちは親たちに、味覚のパレットが広がるので、子どもにはできるだけ料理を作らせて欲しいと働きかけています。また、クラスに違う国の子どもがいる場合には、文化的な交流の場になることもわかりました。母国の料理の作り方を友だちに話すことでクラスに溶け込みやすくなり、お互いの違いを尊重できるようになるのです。

この取り組みを通して、子どもたちが作りたい料理やその元となっている地方、文化、地理・地形、各家庭が継承しているものにアプローチすることができます。

図

1

味覚の刺激の全体図

	食べものとの出会い	刺激の種類	特定
食べる前に受ける刺激	見て	視覚からの刺激	形＝丸い、卵型…… 状態＝液体、発泡性、固形、粘っこい 見かけ＝にごった、くすんだ、澄んだ、キラキラ、結晶状、ざらざら、すべすべ…… 色＝無色、黄色、緑、黄金色、琥珀色、褐色、ピンク、紫、赤、ルビー、茶色……
	聞いて	聴覚からの刺激	液体を注ぐ音 多少なりとも大きな音 多少なりとも気になる音 煮込み料理の音
	かいで	嗅覚からの刺激	複合した匂い（果物、花、山椒、松茸、食べものそのものの特有の匂い……） 個々の匂い（エチルアセテート、アミルアセテート）
食べているあいだに受ける刺激	味わって	味覚からの刺激	バランスの取れた味覚、強い味覚（酸味、塩味、甘味、苦味）
		嗅覚からの刺激	複合したアロマ、個々のアロマ
		化学的な一般的な刺激	金属的な、収れん性の、焦げた、ピリッとした（CO_2の存在） 不思議な刺激
	触って	機械的な刺激（口の中で）	ざらざら、さらっと、脂っぽい、やわらかい、とろっとした、筋っぽい、ぬるぬる……
		温度の刺激（口の中で）	適温、熱い、冷たい
	全体の判断	風味 印象 嗅覚・味覚	好ましい、普通、バランスの取れた 産地特有、余韻（持続性）

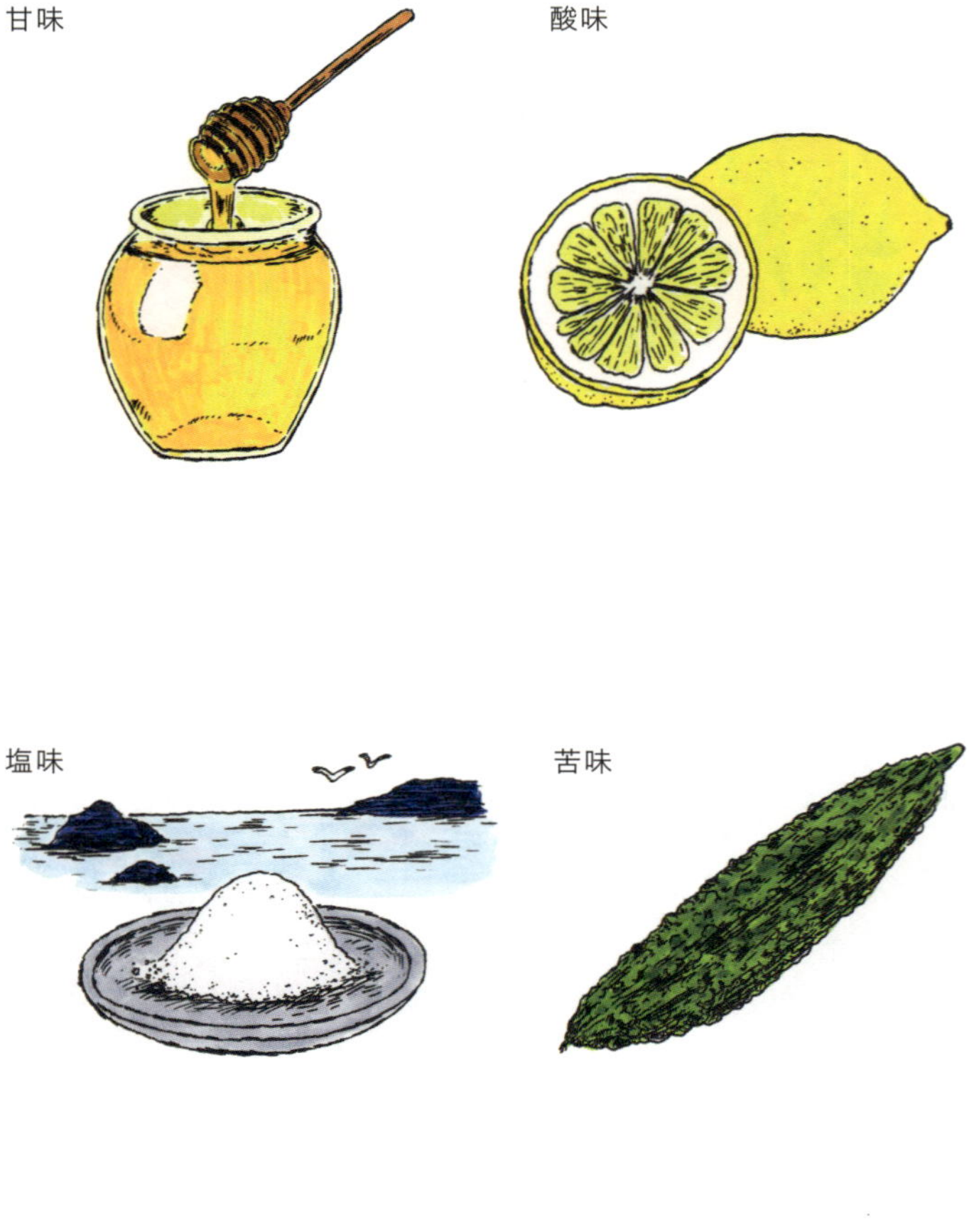

図2：4つの基本味

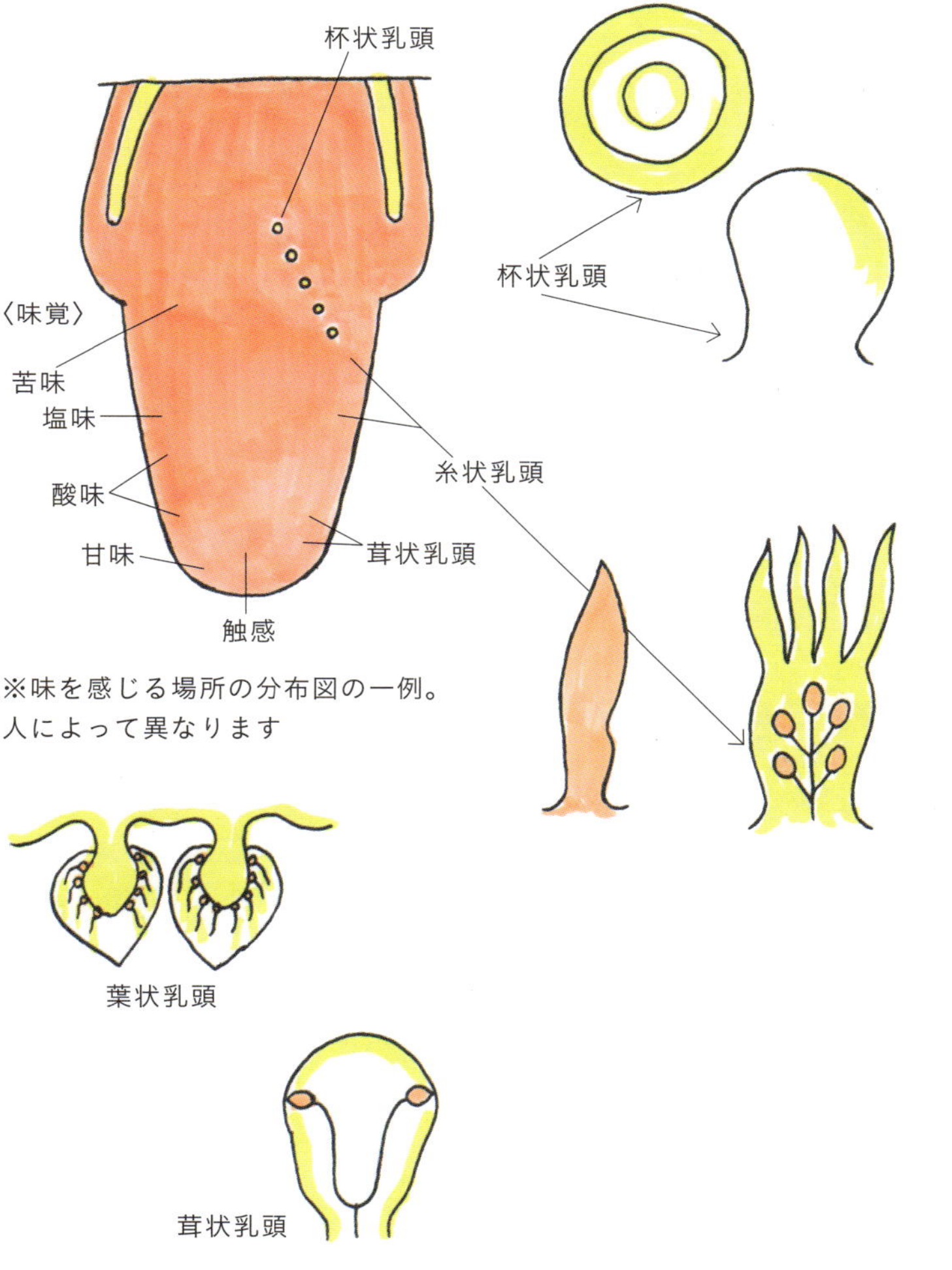
杯状乳頭
〈味覚〉
苦味
塩味
酸味
甘味
触感
糸状乳頭
茸状乳頭
杯状乳頭
※味を感じる場所の分布図の一例。
人によって異なります
葉状乳頭
茸状乳頭

図3：舌

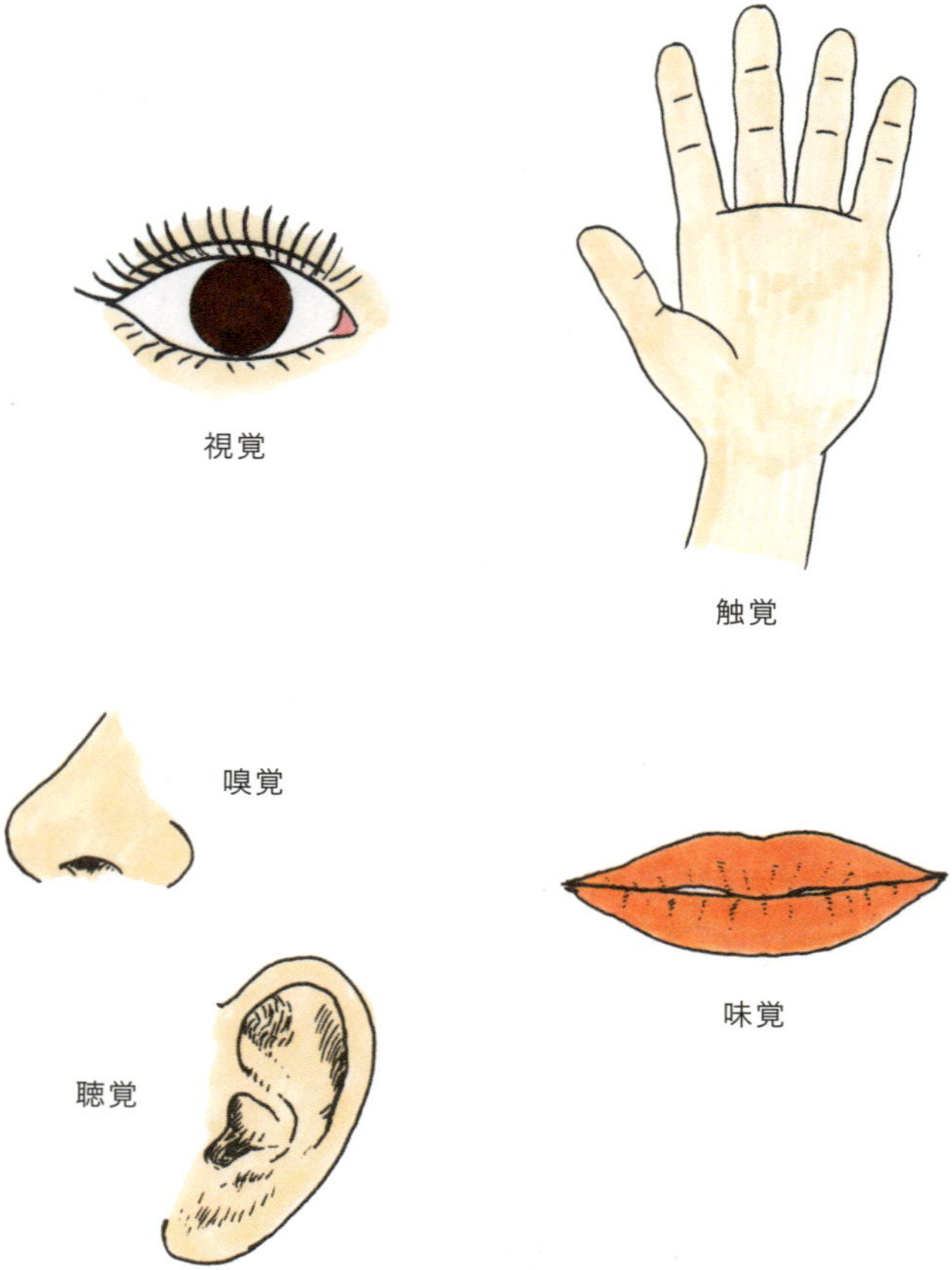

図４：五感

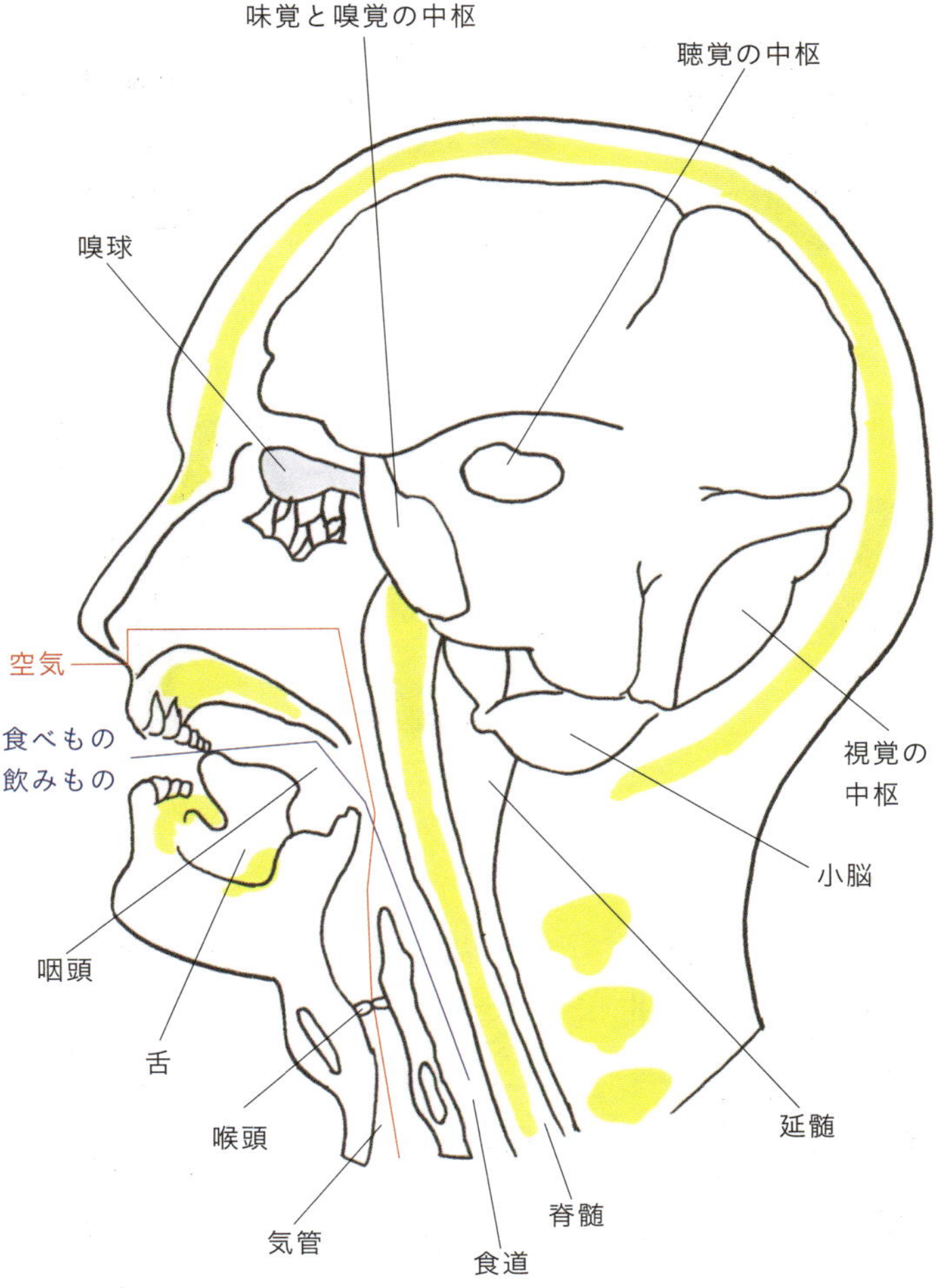

図5：味覚と嗅覚と脳

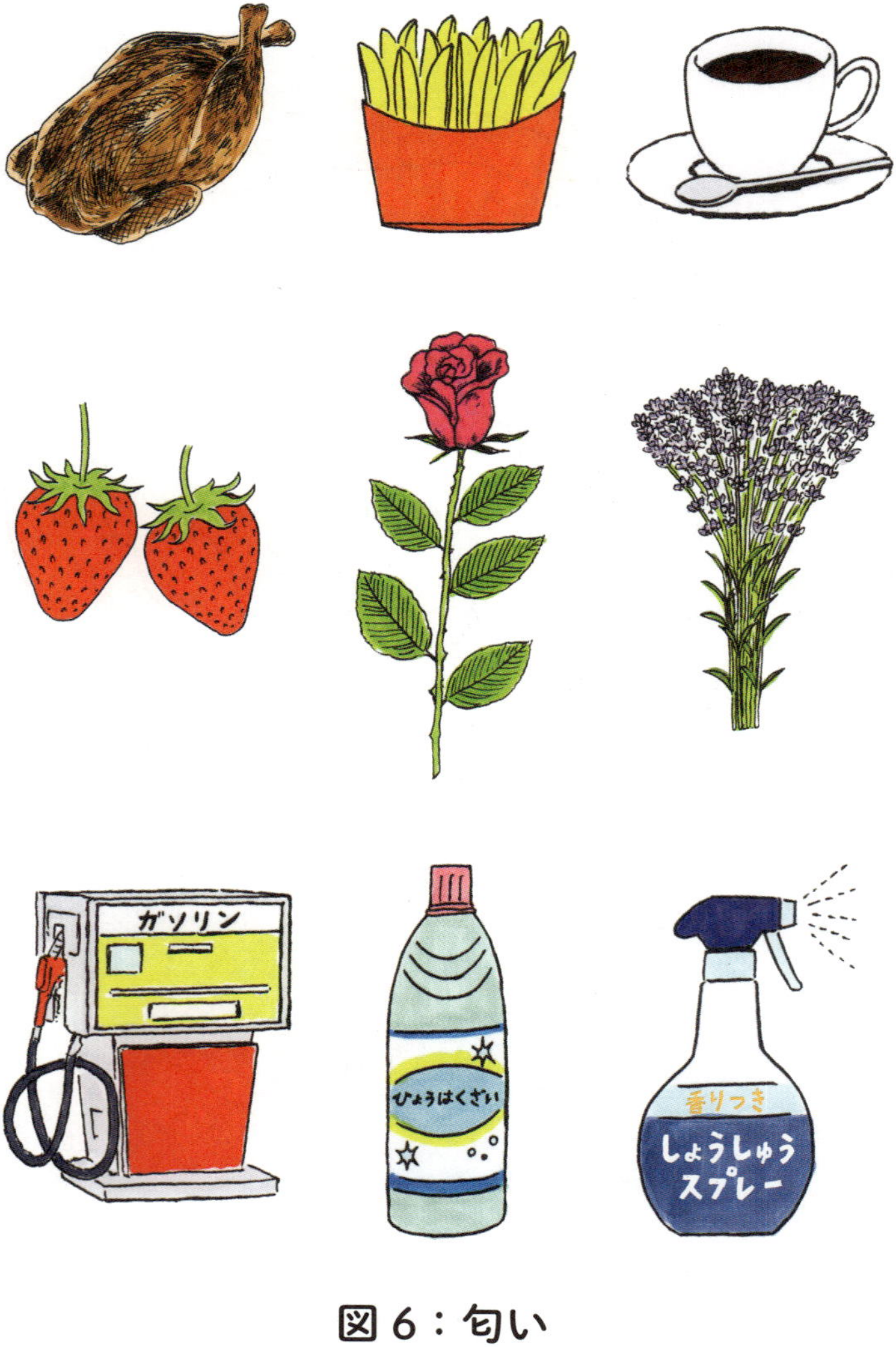

図6：匂い

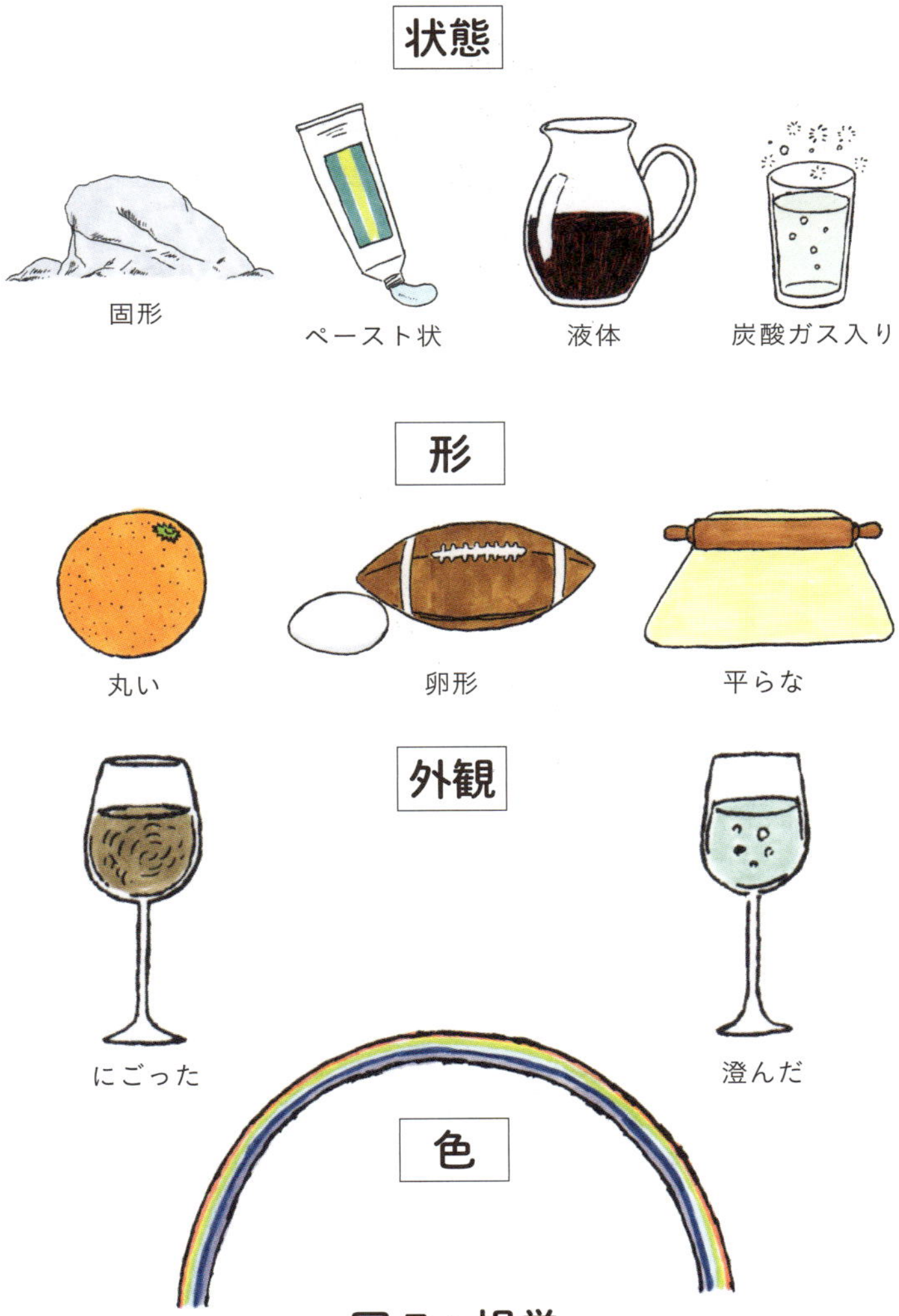
状態
固形
ペースト状
液体
炭酸ガス入り
形
丸い
卵形
平らな
外観
にごった
澄んだ
色

図7：視覚

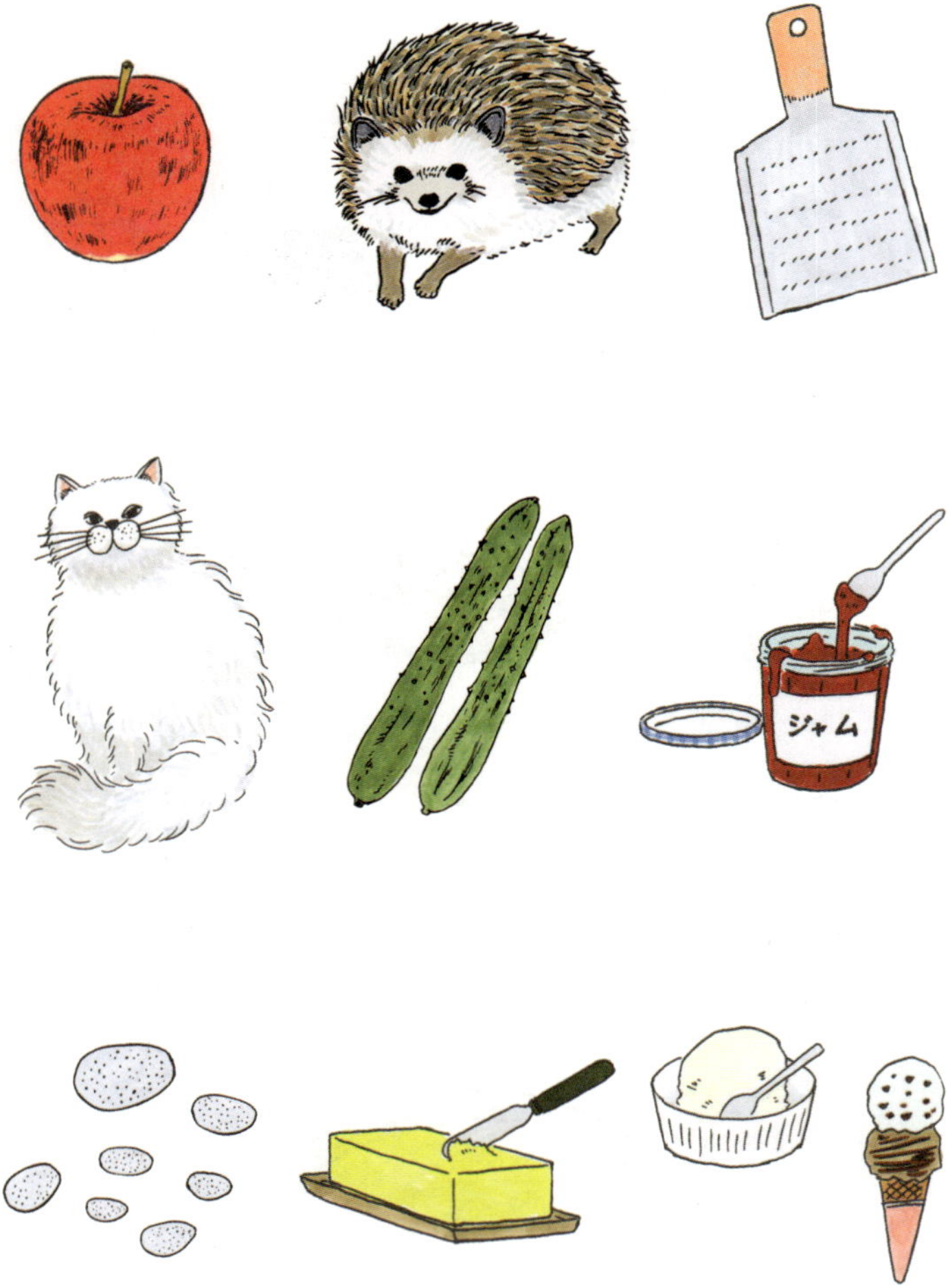

図8：触覚

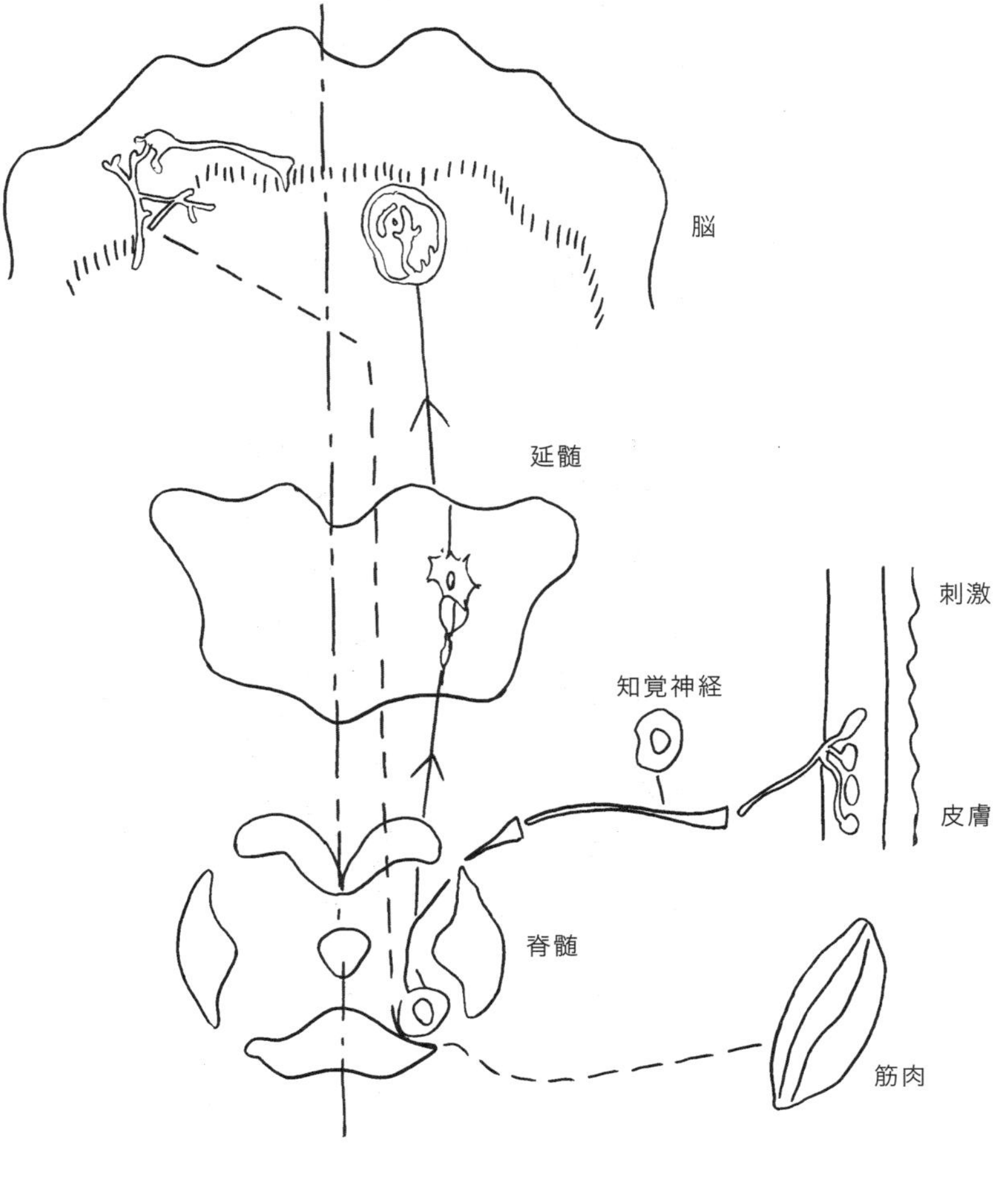

図 9：刺激の経路

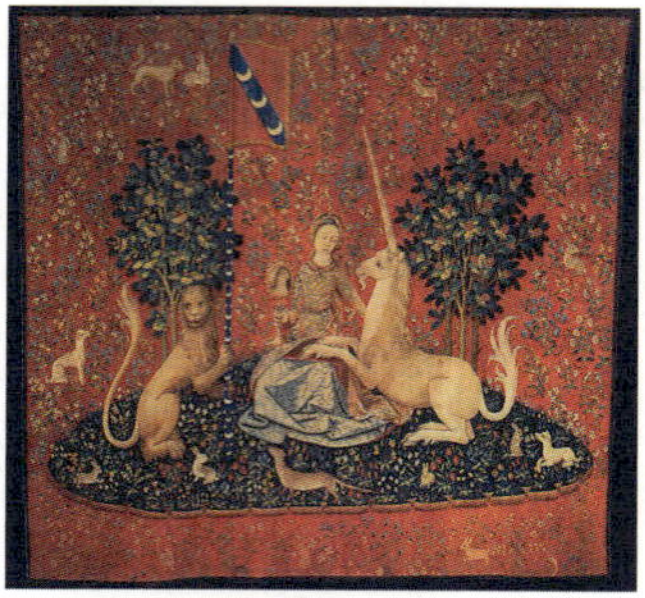
視覚

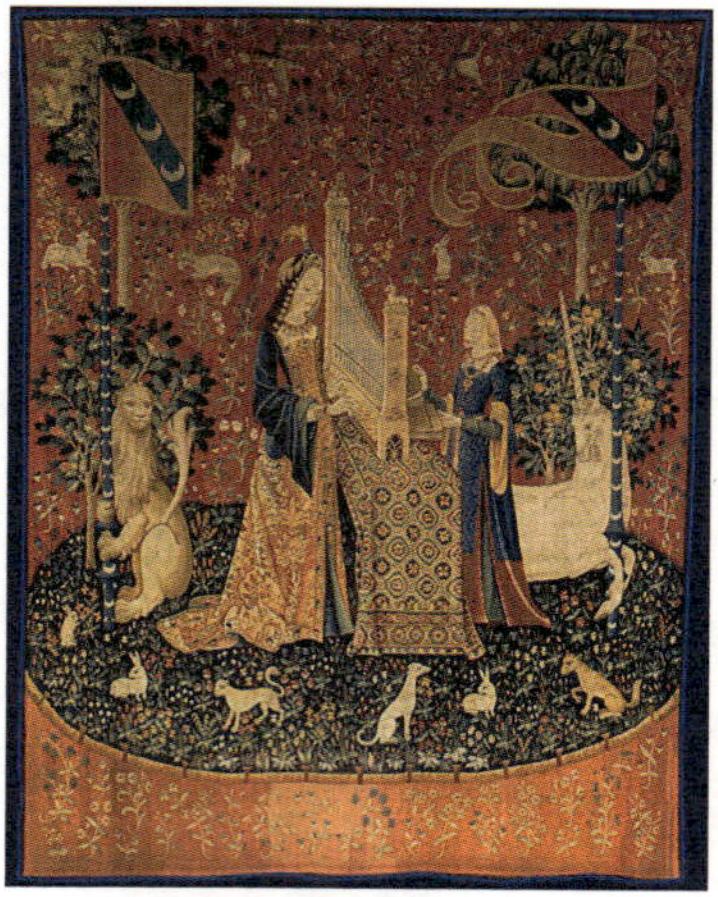
聴覚

「貴婦人と一角獣」のタペストリー

The Lady and the Unicorn : public domain

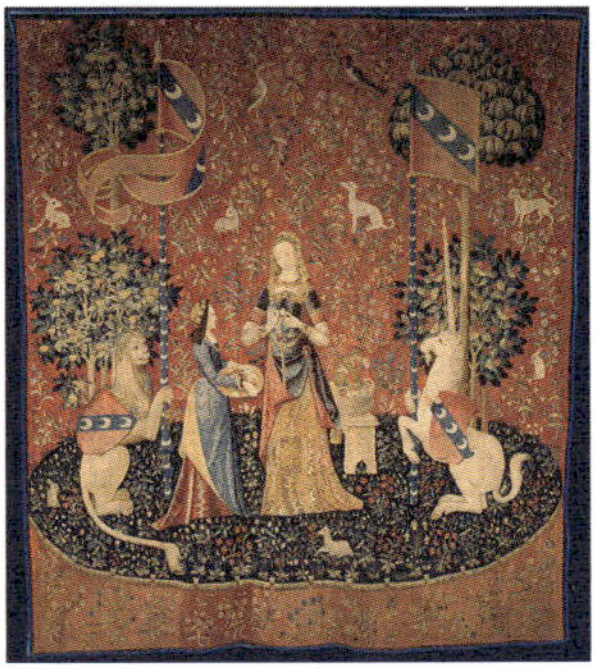

嗅覚

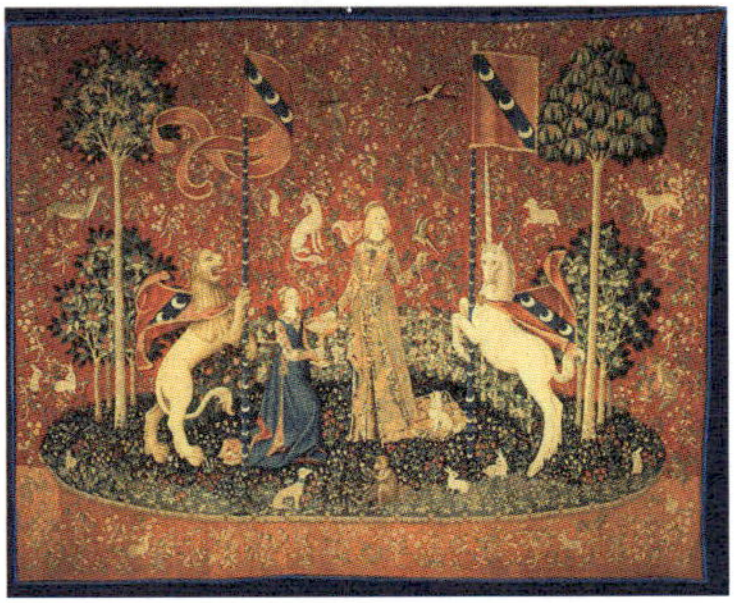

味覚

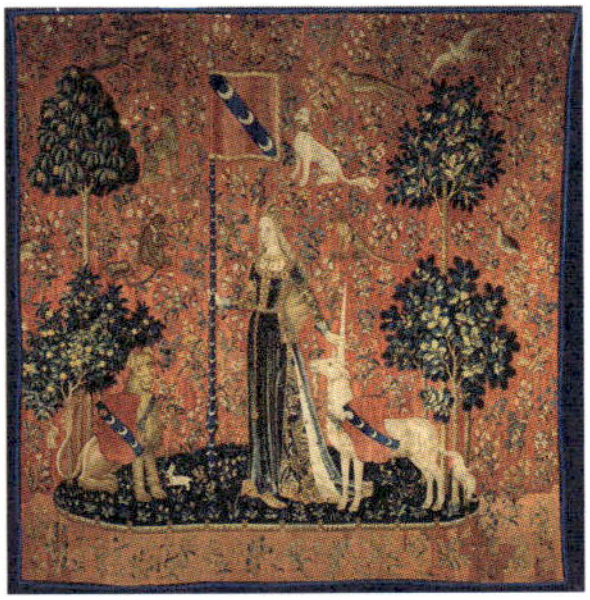

触覚

第2章

味覚の目覚め10回コース

L'éveil du goût en dix séances

第01回

五感について

Les cinq sens

五感は、私たちが食べものの世界と接するときの基本です。

●教材

次のものを用意します。

味覚の刺激の全体図（図1、51ページ）

五感の図（図4、54ページ）
「貴婦人と一角獣」のタペストリー（60〜61ページ）
異った香りがついた4色のフルーツゼリー菓子（イチゴ、パイナップル、マスカット、オレンジなど）
フルーツゼリー菓子の反応（カード1、75ページ）
「味覚と子ども」の質問用紙（カード2、76ページ）。子どもたちに住んでいる地方や家族のこと、ふだん食べているものや好きなものなどを聞きます。この質問用紙は最後の「子どもノート」（208〜209ページ）に添付します。
味覚の授業のための理想的な席のレイアウト（カード50、207ページ）

理論の説明

「味覚の刺激の全体図」（図1）を提示します。授業全体を通しての骨格となるこの図は、味覚を認識し、識別し、分析する助けになるものです。食べものや飲みものを前にすると、思わぬ結果が生まれ、その場に言葉やコミュニケーションの輪が広がります。食べものを食べているあいだに感じる刺激の連続は、「振動」に通じると言ってもいいでしょう。音や色が私たちに問いかけるのと同じです。

視覚から：目は食べものの形や状態、外観、色をキャッチします。たとえば、リンゴはこう語っています。「私は固形で、形は球形、きれいな赤色です」。私たちは対象物から感知した情報を受けとり、解釈し、それを反芻《はんすう》します。

レモンスカッシュはこう語るでしょう。「私は無色の液体ですが、泡がいっぱいです。この泡はあなたの舌をチクチク刺激します。一気にがぶ飲みしないよう注意してくださいね。息がつまってしまいますよ」

澄んだコンソメスープに卵の黄身を加えてかき回したら、コンソメスープはこう言うでしょう。「私は透明ではなくなってしまいました。他の物体が私に加わって、澄んだ状態からにごった状態になりました」。さらに「前よりドロッとした感触の液体になったので、あなたの上あごに接した感じは違うものになるでしょう」

目は、これまで記憶にある情報をもとに選択し、選り分ける働きをします。たとえば、あなたはよく焼いた肉が好きなのにレアで供されると、目はすぐに信号をインプットし、脳はこう解釈するでしょう。「この肉は赤すぎます。私の食べものではありません」

フルーツゼリーの色は香りと関係があります。赤色はいちご、黄色はパイナップル、オレンジ色はみかんなどです。子どもは、これまでの思い出や好奇心から選びます。ですから、新しいものを発見するには冒険好きになる必要があります。そうでないと、新しい出会いはありません。

聴覚へ：料理を作っているあいだに、さまざまな音が生じます。揚げものを揚げるときの油のざわめき、シチューをトロトロ煮る音、ジャムがグツグツ煮える音など。

嗅覚へ：図1をもとに、今度は嗅覚を取りあげます。匂いをかいだとき、その匂いに惹かれるか、または反対に、避けたいと思うか。ここで子どもたちに、日常生活での匂いの例を挙げます。たとえば、まだ青っぽいバナナは匂いがしません。バナナはこう言います。「私は熟していません。もう少し待ってください」。甘い焼きトウモロコシは、北海道の広い大地と真っ青な空を思い起こさせます。また、山菜の天ぷらのような若葉の匂いのする料理、長野県東部にはアカシアの花の天ぷらのように花の匂いを楽しむ料理もあります。

日常生活ではよく、嫌な匂いや慣れていない匂いにぶつかります。たとえば、冷蔵庫に入れ忘れて腐らせてしまった鶏肉の匂いなどは、食べると危険で健康を害することを警告し、バリアの役を果たしているのです。不純なものが私たちの身体に入るのを妨げようとして、味覚は健康も守ってくれます。

飲みもののなかには果物の匂いを連想させるものもあります。オレンジジュースはその代表でしょう。学校や職場から家に帰ると、いろいろな匂いが私たちを迎えてくれます。焼きたてのアップルパイの香ばしい匂いが家中にすると、さっそく味蕾が目覚め、創造力が広がります。匂いの世界は豊かで、無限であることは強調するに値します。人間の作った香水と違って、食べものの匂いはたえず新しく変化します。私たちは匂いに包まれており、花を摘むようにひとつひとつ集めて、そのときどきの環境に結びつけます。香辛料、熟した果物、夏、冬、都会、地下鉄、バンコク、メルボルン、パリ、東京、田舎、砂漠……どの匂いにもアイデンティティがあります。

匂いの「言葉」は似ているもの、類推から生まれます。果物や花が放つ匂いから、私たちはある果物、ある花を思い浮かべます。匂いが感じられないと、メッセージを聞くことができず、その匂いが何であるかはっきりとわかりません。認識する材料がなければ、「いい匂いがする」「変な匂いがする」と言うだけで、判断ができないのです。

子どもに目と耳と鼻を開放するよう導いたあとは、さらなる発見を求めて口を開放し、実際に「飲み、食べる」行為に移ります。こうして他人には聞こえない、沈黙の言葉が生まれます。飲んだり食べたりしながら話はできず、まわりの人は私たちの言葉を理解できません。味わう行為は表《おもて》からは見えない口のなか、湿った、熱いところで行われます。食べものや飲みものは多彩な世界を口のなかに解き放ちます。もし注意力が欠けていたら、それらが炸裂して放つ輝きを私たちは知らずにいることでしょう。何も感じずに口に入れ、栄養はついていても、心は貧しいままで終わります。そうならないためにも子どもたちの感覚を敏感にしなければなりません。

味覚へ：私たちは味覚をとりあえずは4つの「基本味」に分けます。甘味、塩味、苦味、酸味の4つです。ここで子どもたちに「みなさんのなかで緑色のみかんを選ぶのは誰？」と質問しましょう。手を挙げた子どもたちは「酸味」グループに分類されます。みかんが持つ酸味という言葉を受け入れる子どもです。一方、濃いオレンジ色のみかんがいいという子どもたちは「甘味」グループになります。そういう子どもは朝食のミルクに砂糖を3杯も入れるかもしれません。しかし、ここで善し悪しの判断を下してはいけません。それぞれに指紋があるのと同じように、各自自分の味覚があるからです。私たちはこの点を強調すると同時に、塩味や甘味に支配されないようにアドバイスもします。甘味や塩味が大好物になると、苦味や酸味から遠ざかるからです。

ここで注意しなければいけないのは、どんなにわずかな味も含めて、味全体のなかでの割合です。「濃い塩味」が好きな人は、塩味を感じるためにより多くの塩を加えなければならないので要注意。まず健康によくありません。そして塩を何にでもかけないと味がしないという人は、塩分依存症です。塩はますます私たちにつけ込んでくるでしょう。

４つの基本味、甘味、塩味、苦味、酸味は、舌の表面で感知され、それぞれの味を感じる味細胞に分配されます。ちなみに昔の教科書には４つの味を感じる細胞の「舌の地図」が出ていましたが、実際にははっきりした区分がなく、人によって分布も違います。

ここで、再び「鼻」に戻りましょう：私たちの体には、食べものや飲みもののアロマの言葉を翻訳する器官、鼻があります。鼻でかがれた匂いは、アロマとなって口のなかに拡散されます。匂いがなければ、人生は本当につまらなくなるでしょう。風邪をひくと、人は匂いを何も感じず、不機嫌になります。また、かつてタラの肝油を飲みこむのに鼻をつまんだのは、肝油の嫌な匂いを弱めるためでした。

「化学的」な刺激へ：次は、いわゆる「化学的」な刺激に子どもたちの興味を向けます。これは少し複雑です。たとえば、渋い緑茶や渋柿のような収れん性、トウガラシやアルコールのようなヒリヒリ焼ける感じ、一部のスパイスや炭酸水のガスのようなピリピリ刺す感じなどです。これらは大人の刺激で、「焼けるような感じ」は子どもには強すぎて、味覚を妨害するものになります。また、サバの缶詰を開けたままにしておいたときの金属的な刺激の味もこのグループに属します。

機械的な刺激も：ここで、いわゆる機械的な刺激のグループについても触れておく必要があります。料理や飲みものがザラザラしている、ねっとりしている、さらっとしている、筋っぽい、脂肪分が少ない、やわらかい、ねばっこい……などの刺激です。食べものの食感を表すこれらの言葉はきわめて重要で、料理の用語にもよくあてられています。たとえば、お菓子では、クッキーの一種であるサブレの食感は砂を連想させ（サブレの語源であるサブルはフランス語で砂の意味）、パイ生地を何層にも折りこんだ折りパイ生地「フイユテ」は、フランス語の葉っぱ「フイユ」が重なったものを連想させます。

機械的な刺激で特に重要なのは、咀嚼《そしゃく》の役割です。子どもは咀嚼の準備がうまくできていません。噛む訓練が十分できていないと、あごが痛くなってしまいます。

ひき肉やペーストに慣れている現在の子どもたちは、肉片を口に入れるのが苦手。すぐに飲みこんで、噛む努力をしないなど、これでは体を十分に活用しているとは言えません。自分の体を使って楽しもうとしないのは残念です。

温度の刺激は？：次は温度の刺激、「冷たい」と「熱い」、シャーベットと、湯気のたつスープの違いなどに興味を向けます。温度は料理の匂いを引き立たせます。たとえば同じスープが出され、ひとつは冷たく、もうひとつは熱いと想像してみましょう。匂いは確実に違っているはずです。冷たいポタージュの匂いは弱く、熱いポタージュは増幅されています。また、水道のぬるい水は冷たく感じませんが、氷のように冷たいと「ヒリヒリ」して飲みにくいはずです。

「熱い」「冷たい」もまた、触感に関係があります。これは比較によって簡単に納得できます。かたいバターと日なたに置いておかれたバター。冷蔵庫から出した冷たい果物と木から摘みたてのあたたかい果物。焼きたての若鶏の手羽肉と翌日の冷めた手羽肉。昼食のあたたかいリンゴのタルトと夜になって冷えたタルト。冷たいか熱いかで刺激は弱くもなれば、強くもなり、会話の調子も変わってきます。

あらためて「耳」へ：青いリンゴを嚙むと、桃よりサクサクした音がします。パン屋で買う焼きたてのパンは、トースターで焼いたパンよりカリカリしません。嚙みくだくものはすべて音をたてます。クロワッサンのパリパリは、幸せな思い出になるでしょう。

こうして食べものや飲みものを体のなかに入れた私たちは、最後に全体をとらえます。感知したものをすべて記録し、処理して、「世界でもっとも古いコンピューター」である脳に記憶します。これは本を読み終わって閉じるときと同じで、理解したことを記憶にとどめるのです。

もう一度知りたければ、どのページを開ければいいかわかるでしょう。

「味覚の刺激の全体図」（図1）をもとに各刺激をグループに分けると、脳の「コンピューター」に情報を入力するのがより簡単になります。思い出をもとに新たな選択ができ、発見もあるはずです。日々の生活でコンピューターに何も入力しなかったり、使い方が悪いと、私たちは言葉を聞くことも話すこともできない人間になってしまいます。

実践してみましょう

以上の概論は、ピュイゼ理論の基本です。では、いよいよ実践に入ります。学校で行う場合はカード50を参考に席をレイアウトします。五感を表す「貴婦人と一角獣」のタペストリーの絵を見せます。一枚一枚が五感を描いていること、中世（１４９０年頃）に作られたことを説明します。五感が15世紀にはすでに認識されていることや美術作品のテーマになっているなど、文化と密接に結びついていることを知ります。このように味覚教育は、美術や音楽などの教科にも広がります。

子どもたちに、赤（イチゴ）、黄色（パイナップル）、緑（マスカット）、オレンジ（オレンジ）の４つの色のフルーツゼリー菓子を差し出します。この取り組みのあいだに、「カード1」に、子どもたちの好みを記録するのですが、子どもたちが、味を連想させる見た目でゼリーを選ぶことがわかります。同時にゼリー菓子を取るときの動作の速さや視線の動きも記録します。ねらっているゼリー菓子を隣の子が取るときの不安げな様子、または逆に無関心な様子などを書きます。

大人も子どもたちと一緒に味見をし、それから「味覚の刺激の全体図」（図1）を見せながら説明し、その反応を記録します。

○フルーツゼリー菓子を使って

色：子どもたちの選択肢は4つです。子どもたちに「赤の人」「緑の人」「黄色の人」「オレンジの人」と手を挙げてもらいます。これによって好みがわかります。それを「カード1」にメモします。

見かけ：ザラザラしています（表面の砂糖粒で）。

匂い：匂いは色と関係してきます。「匂いが強いか」「弱いか」を聞き、その匂いが「オレンジ」「リンゴ」など何を連想させるかを説明して、匂いを確認します。

◯味見する

4つの基本味、甘味、塩味、苦味、酸味をおさらいします。ゼリー菓子の場合、支配的なのは甘味で、それから酸味がくるでしょう。

子どもによって感じるものの閾値が違うので、その理由を簡単に説明します。それから実際に味見をし、鼻でかいだ匂いと口のなかで感じるアロマの違いを感じます。もしその違いが確かめられなかったら、もう一度匂いをかぐように言います。

次に食感です。やわらかくてべたついた感じは、「表面」についた砂糖粒のザラザラと対照的なのがよくわかります。また、化学的な刺激がないこともインプットします。最後に、刺激全体が残した記憶や余韻が持続した時間などを説明して、第1回目の内容をまとめます。この回の授業を終えるにあたり、続く9回の授業の内容とテーマを教えておきます。

第2回　味覚と4つの基本味
第3回　一食のメニューを構築する
第4回　嗅覚
第5回　視覚
第6回　触覚

第7回　味覚を妨害するもの
第8回　私たちの地方
第9回　まとめ
第10回　楽しいときを分かち合う（「味覚の目覚め」の受講証明書の授与）

子どもたちに質問用紙「味覚と子ども」（カード2）を記入してもらいます。時間が足りなかったら、あとで記入しても大丈夫。この質問に答えるには、少し静かに考えなければならず、次回に回してもかまいません。これは子どもたちの反応をとらえ、理解するためのものです。

カード
1

Ｉ回目の授業
フルーツゼリー菓子の反応

指導者名

子どもの氏名	お菓子を選ぶときの動作		選んだ色			
	普通	速い	緑	赤	黄色	オレンジ

カード
2

1回目の授業
味覚と子ども

氏名

生年月日

生まれたところ

生まれたときからこの地方に住んでいますか？　はい　いいえ

もし「いいえ」なら生まれた地方は？

この地方に何年前から住んでいますか？　年前から

きょうだいはいますか？（男のきょうだい　人、女のきょうだい　人）

あなたは何番目ですか？　番目

父親の職業

母親の職業

日曜日の食事について書く

お昼は給食ですか？　はい　いいえ

給食は何を食べますか？（あてはまるものに印をつけます）

フルーツジュース□　ココア□　牛乳□　パン□　バター□　ジャム□
みそ汁□　ご飯□　焼き魚□　納豆□　卵□　その他（コーンフレーク、ヨーグルト）□

これまで料理をしたことがありますか？　はい　いいえ

もし「はい」なら、どんな料理？

次のもので好きなものを選ぶとしたら？

チョコレートパン、シュークリーム、プリン、よく熟した桃、
みずみずしいナシ、赤いリンゴ、ケーキ、緑のみかん

好きな飲みものは？

好きな料理は？

何かスポーツをしていますか？　どんなスポーツ？

何か芸術的な活動をしていますか？

好きな遊びは？

夏休みに行くのは海、山、田舎？

田舎や海、山で生活したことがありますか？

第02回

味覚と4つの基本味

Le goût et ses quatre saveurs primaires

この回では閾値を確認しますが、人と比較することや評価することが目的ではありません。どの味をよく感じ、どの味の感じ方が弱いかなど、子ども一人ひとりの個性を確認し、子どもが感じることの理解に役立てるためです。

●教材

味覚の刺激の全体図（図1、51ページ）

4つの基本味の図（図2、52ページ）

舌で感じることを示す「舌」の図（図3、53ページ）

以下の5種類の水溶液を、濃度が薄いもの（溶液A）と濃いもの（溶液B）の2セット用意する

No.1：甘味　1ℓにつきグラニュー糖2gと、同8g（前者が溶液A、後者が溶液B）

No.2：塩味　1ℓにつき塩1gと、同5g
No.3：苦味　1ℓにつき硫酸キニーネ[1]1mgと、同20mg
No.4：酸味　1ℓにつきクエン酸0・32gと、同2g
No.5：水（水溶液を作る水と同じもの。浄水、またはミネラルウォーター。水道水を使う場合は浄水器などでカルキ臭をとり除きます）
レモン――レモン絞り器
角砂糖
小さじ
塩を抜いたパン
塩を入れたパン
塩を入れたゆであずき
砂糖を入れたゆであずき
溶液A、溶液B、比較による味覚カード3〜5、それぞれ82、83、87ページ）

1　家庭で行う際に硫酸キニーネが手に入らなければ、甘味、塩味、酸味のみでやってもいいでしょう。

理論の説明

○実践に入る前に、基本の説明

「味覚の刺激の全体図」をもとに、感覚全体の中の基本味の位置づけを確認します。そして図2を参照しながら、4つの基本味とそれらの味を主にもたらすものの話をします（食べものの味は単一ではなく、あくまでも主としてもたらす味の話であることを忘れずに）。続いて、それぞれの味を主としてもたらす食べものや飲みものの例を挙げていきます。ここでは子どもたちが答えるようにして、遊び心を忘れずに。代表的なものの例を挙げます。

甘味＝キャンディ、お菓子、ニンジン……
酸味＝レモン、酢、熟していないトマト……
塩味＝海水、牡蠣……
苦味＝ゴーヤ、ピーマン
ミックスした味＝チョコレート（甘味と苦味）、熟した果物（酸味と甘味）

図3「舌の図」を参照して、舌が感じる4つの基本味のだいたいの場所を示します。区分が

はっきりしておらず、人によって違うことや、味蕾の働きについても説明します。

実践してみましょう

○甘味、塩味、苦味、酸味の溶液を使って

溶液A（濃度の薄いほうの液）を使った体験：子どもの前に1から5の番号をふった、10 0ml入りのコップを5個置きます。それぞれのコップのなかに用意した溶液Aを10 mlずつ入れます。5のコップには水を入れます。

子どもたちはそれぞれの水溶液の味見をして、感じた味を「カード3」の「酸っぱい・甘い・しょっぱい・苦い・何も感じない」に◯をつけます。確認のための時間を1分ほど与えます。水ならびに各水溶液は12℃前後の同じ温度で出します。

この最初の確認作業で、4つの基本味の刺激に対する子どもの認知閾値が設定できます。空気に塩分を含む環境にいる海岸沿いの地方の子どもは、内陸の子どもより塩味の閾値が高いことなどを考慮にいれましょう。

同じ体験を溶液B（濃度の濃いほうの溶液）と水で：「カード4」をもとに、子どもたちに「この水溶液をどんな味だと思いますか？　普通に、または「すごく」甘い？　しょっぱい？

カード
3

2回目の授業
溶液A

氏名

月日

コップの番号	一番強く感じる味
1	酸っぱい　甘い　しょっぱい 苦い　何も感じない
2	酸っぱい　甘い　しょっぱい 苦い　何も感じない
3	酸っぱい　甘い　しょっぱい 苦い　何も感じない
4	酸っぱい　甘い　しょっぱい 苦い　何も感じない
5	酸っぱい　甘い　しょっぱい 苦い　何も感じない

(それぞれあなたが感じた味の印象に○印をつけます)

カード
4

2回目の授業

溶液B

氏名

月日

コップの番号	この水溶液は普通に				この水溶液はすごく			
	甘い	しょっぱい	酸っぱい	苦い	甘い	しょっぱい	酸っぱい	苦い
1								
2								
3								
4								
5								

酸っぱい？　苦い？」と質問をします。子どもたちは自分の感覚に合ったマス目に○印をつけます。カードの代わりにマグネットシールを使ってもOK。このテストで子どもたちの「好感、もしくは拒否に関する閾値」がわかります。

終わったら、子どもたちが書きこんだ「カード3」と「カード4」を集めます。回答を確認し、「カード2」からの情報と照らし合わせて子どもノート（208〜209ページに例あり）に書き込みます。この時点で、子どもの「味覚」への興味がわかり、味覚を引き出すのを助けるためにどの点に力を入れたらいいかなどがわかります。

子どもノートの「観察」欄に、Xくんは苦味と酸味の区別がつきにくいなど、観察したことを書き込みます。刺激を見分けることの難しさがわかり、感覚能力の高い子どもや、逆に味盲（「味覚の多様性」の章を参照）の子どもの有無がわかります。ここで閾値を確認しますが、味覚には優劣はないので評価はしないということを忘れずに。

○パンとお菓子

ここでは異なる味のパンとゆであずきを比較して味わいます。パンとゆであずきは前日に大人の指導のもと、子どもたちが作るようにしてもよいでしょう。この時間は子どもたちに大人気。どちらが好きかを「カード5」に書き込むのを楽しみにします。

次の順序で味わせます。

［体験1］

1・塩を抜いたパン

2・塩を入れたパン

［体験2］

1・塩を入れたゆであずき

2・砂糖を入れたゆであずき

［体験3］

1・子どもたちの前で絞ったレモン汁を水で薄めたもの。

2・1と同じレモン汁と、角砂糖を5個。酸味とのバランスをとるのに、角砂糖は何個必要かと子どもに聞きます。

結果を子どもたちに見せながら、全体を説明します。たとえば、次のように——

【体験1】

1の塩味を抜いたパンは子どもの味覚の閾値によって、少し甘かったり、味がしなかったりします。

2は、塩を入れることで甘味は弱まり、味のない物足りなさが消えることを説明します。こうして、味を調整する塩の役割に気づきます。

【体験2】

1と2で、感じ方の違いをチェック。塩味より甘い味が好きな子ども、無関心な子どももとさまざまで、各自がどちらが好きかについて話し合うと楽しくなります。

【体験3】

1の酸味に対しては、酸っぱい顔をする子どももいれば、何も反応しない子どももいて、この反応によって、酸味と接したときの子どもの情報が得られます。

2では、酸味を「包み隠す」甘味の役割を説明し、子どもたちそれぞれが必要とした角砂糖の数を記入。その子どもが必要としている甘味のバランスを確認できます。

カード
5

2回目の授業

比較による味覚

氏名

月日

	はい	いいえ	どちらともいえない
体験1 パン1は好きですか？			
パン2は好きですか？			
体験2 あずき1のほうが好きですか？			
あずき2のほうが好きですか？			
体験3 レモン汁1の味は好きですか？			
レモン汁に角砂糖をいくつ入れましたか？（○印をつけます）	1　2　3　4　5 個		

第03回

一食のメニューを構築する

La construction d'un repas

教室で実践する場合はクラスの人数に応じて担当を決め、家庭で取り組む場合は親子で話し合って役割分担を決めましょう。材料の分量は人数に合わせて調節します。

●教材

味覚の刺激の全体図（図1、51ページ）
調理室（または調理のできる場所）
食器類（皿、茶わん、コップ、箸）
ほうれん草（子どもひとりに1／2株）
卵（子どもひとりに1個）
豚肉（ロースかたまり、子どもひとりに50ｇ）
乾燥ワカメ（子どもひとりに約3ｇ（小さじ1杯））

水またはお茶
ごま、醤油、砂糖、天然塩、酢
ご飯（白米）
子どもの行動のまとめ（カード6、98ページ）

説明

ここでは理論と実用の両面から説明します。子どもにはいろいろな準備をまかせつつ、時間内に用意を終えなくてはなりません。今回のテーマを簡単に説明した上で、担当作業についての子どもたちからの質問にはどんな小さな疑問にも答えるようにしましょう。サポートをお願いできる人にアシスタントとして手伝ってもらってもいいでしょう。

○食事の内容の説明

まず、各料理の作り方の基本を説明します。

・ほうれん草のごま和え
・甘い炒り卵

・ローストポーク（塩なし）
・ワカメの酢の物
・飲みもの：水またはお茶（市販のペットボトルのお茶は、苦みや香りが強いので気をつけましょう）

○調理の準備、子どもたちをグループに配分

子どもたちに何を担当したいかを聞き、できるだけそれを考慮に入れて配分します。全体に「遊び感覚」を忘れないように、お芝居をしているように仕向けます。各パートは創造の世界です。感覚と感動を共有するように。

A班：ほうれん草担当
準備：ほうれん草を洗ってきれいにし、水を切ります。
ゆでる：水が沸騰したらほうれん草を入れ、ゆで具合に注意して、自分がおいしいと思う食感になるまでゆでる。ゆであがったら冷水に入れて温度を下げてからしぼり、水を切ります。

B班：ごまだれ担当

ごまをすり、砂糖、醤油、砂糖を合わせてごまだれを作ります。

C班：炒り卵担当

担当の子どもたちは人数分の卵を割って、ボウルに入れてほぐし、砂糖と醤油を入れます。熱したフライパンに油を引き、卵を流しいれます。底の方が固まってきたらかき混ぜ、それをちょうどよい固さになるまで繰り返します。火が通り過ぎないように気をつけます。

D班：盛りつけ担当

［ほうれん草］

水を切ったほうれん草の根元を切り落として約3センチの長さに切り、ごまだれを和えたら一人分ずつ盛ります。

［炒り卵］

一人分ずつ盛ります。

［ローストポーク］

子どもたちは大人がローストポークを作る手順を見ています。豚肉に味はつけません。豚ロースの塊肉《かたまりにく》はまずゆでて火を通します。あらかじめゆでて保温しておいてもいいでしょう。よく熱したフライパンに油を引き、全面にほどよく焼き色を付けます。大人は焼きながら「焼き色」がつくのを説明します。焼きあがったら薄切りにして、温めた皿に一枚ずつ置きます。豚肉に味をつけていないので、食卓には必ず塩を置いておきます。

［ワカメの酢の物］

子どもたちはワカメを戻し、水を切って食べやすい大きさに切ります。酢と砂糖、醤油を合わせて三杯酢を作り、ワカメに和えて、冷やした器に一人分ずつ盛ります。

実践してみましょう――食事

飲みものとして水またはお茶を配ります。子どもたちは自分のご飯を茶わんによそいます。

○最初の一品：ほうれん草のごま和え

「味覚の刺激の全体図」（図1）を参考に、子どもたちを「味覚」の楽しい世界に誘います。こんな感じです。

「甘味はごまだれでもたらされます」
「塩味は料理全体からきます」
「軽い苦味はほうれん草の特徴ですね」

子どもたちのなかには、ほうれん草の苦味が気にならないので驚く子もいます。そこで「苦味」のもたらす刺激が他の2味、特に甘味によって緩和されることを説明します。

しかし、説明はここで終わりません。一品の料理は他の感覚ももたらしてくれるからです。以下、それを詳しく説明しながら、子どもたちを次の遊びのシーンに誘っていきます。

触感については、ここでも「味覚の刺激の全体図」（図1）を参照し、素材によってさまざまな質感があるのを確認させます。

・ほうれん草の繊維質
・ごまだれのつぶつぶ感

また、調理をしているときの「匂い」についても説明します。ほうれん草特有の匂いとその印象、ゆでたときの匂い、そしてごま独特の匂いとの組み合わせ。こうすれば、子どもたちと一緒にひとつの皿を構成している要素の全体像を簡単につかむことができます。子どもたちは言葉を駆使し、遊び感覚で素材同士のいろいろな「パートナー」を分析します。

○二品目：甘い炒り卵とワカメの酢の物

ここでの指導は次の5段階を踏みます。

(1) 子どもたちはまず炒り卵を食べます。「味覚の刺激の全体図」（図1）を示しながら、炒り卵から得られる刺激について説明します。

・見た目：固形
・色：黄色と茶色
・味：甘味と塩味のバランス
・触感：ねっとりした感じ
・香り：卵の風味と砂糖と醤油が焼けた香ばしさ

子どもたちにはここで注意を集中し、自分たちが表現したことを覚えておくように言います。

(2) 次に子どもたちにご飯をひと口食べるように言い、「味を中和する」というご飯の役割に気づくように導きます。ご飯はまた、口のなかの「掃除」もしてくれます。

(3) ワカメの酢の物を食べます。ここでまた、「味覚の刺激の全体図」(図1)を示しながら、ワカメの酢の物について説明します。

・味：酢を使っているので、やや酸っぱい
・アロマ：酢とワカメから
・触感：ワカメの質感
・聴覚：ワカメの軽いシャキシャキした感じ

(4) それからまた炒り卵を食べます。

(5) あらためてワカメの酢の物を食べるように言い、そして質問します。

「酢の物の酸味はどうですか?」(3)と比べてどちらが酸っぱいか)
「酢の物の甘味はどうですか?」(3)と比べてどちらが甘いか)
「酢の物の匂いはどうですか?」(3)と比べて匂いに違いはあるか)

この体験はとても重要です。同じ酢の物が違うように表現されることがあるからです。たとえば、炒り卵を食べたあとでは、酢の物の酸味の刺激を強く感じたりします。理由は簡単。炒り卵の甘味で子どもの甘味の閾値が高められたのです。そして炒り卵のあとの酢の物は前より甘味が減って、より酸っぱくなったように感じたりします。

○三品目:ローストポーク

ここでは子どもたち一人ひとりの咀嚼力を観察できます。肉はそのまま、味をつけずに食べ、子どもは好みで塩をふっても、ふらなくてもいいでしょう。ここでもやはり、「味覚の刺激の全体図」(図1)を参照し、次のことを考えることができます。

・色と焼き具合の関係

・肉の甘味と、塩の必要性
・肉の表面の「焼き色」がついている部分に、軽く「苦味」を感じること
・肉のアロマと、切り身の中心部と端の違い
・多少引き締まった感じの食感

子どもたちは細かく切った食べもの（やわらかくした肉、ひき肉、クリーム状になったものなど）に慣れているので、咀嚼に苦労することが多いようです。ここでも咀嚼が苦手な子どもはカード6に記録します。しかし、やわらかくて、いい産地の肉など、素材を上手に選んだら嫌われません。必要なら、子どもの要求に応じて肉を小さく切ってもいいでしょう。

この3回目の授業は昼食の代わりに行います。準備に1時間、食事に1時間とるといいでしょう。可能な範囲で子どもたちが飲んだ水、またはお茶の量をメモしてカード6に書きこみ、子どもノートにも転記します。そのときの天候にもよりますが、子どもたちが飲む水の量は平均コップ2杯程度です。

カード
6

3回目の授業
子どもの行動のまとめ

氏名

月日

	受容度			
料理	弱い	普通	強い	観察して認められたこと
ほうれん草のごま和え				
甘い炒り卵				
ワカメの酢の物				
ローストポーク（塩なし）				
肉の咀嚼				
授業中に消費された水もしくはお茶の量				

第04回

嗅覚

L'olfaction

この回では嗅覚を使って匂いやアロマを認識します。しかし、答え合わせや評価が目的ではありません。子どもが嗅覚を意識し、自分が何を感じたかを認識することが目的です。正解数を比べたり、ものあてクイズにならないように気をつけましょう。家庭で行う場合はすべて用意する必要はありません。ひとつのカテゴリーから3～5種類選んで行いましょう。その際、本物（生、乾燥）もしくは天然香料を用意し、合成香料は使わないように。また、カード7～12は季節や住む地域によって身近なものに変更してもいいでしょう。

●教材

味覚の刺激の全体図（図1、51ページ）
味覚と嗅覚と脳の図（図5、55ページ）

匂いの図（図6、56ページ）

花（生、乾燥、もしくは天然香料）5種：サクラ、バラ、キンモクセイ、スズラン、カーネーション、ラベンダー、ジャスミン、など

果物（生もしくは天然香料）5種：ミカン、ユズ、スダチ、レモン、グレープフルーツ、リンゴ、モモ、イチゴ、など

香辛料（生、乾燥、もしくは天然香料）5〜6種（植物と合わせて10種）：ワサビ、ショウガ、シソ、バジル、シナモン、ニンニク、ゲッケイジュの葉、ココア、など

植物（生、乾燥、もしくは天然香料）4〜5種（植物と合わせて10種）：ヒノキ、ビャクダン、クスノキ、サンショウ、ヨモギ、マツタケ、など

家庭にあるもの10種：アーモンドエッセンス、バニラエッセンス、ペンキ、消毒用アルコール、うがい薬、ガソリン、線香、食器用洗剤、漂白剤、柔軟剤、トイレ用芳香《ほうこう》剤、ピーナッツ、ヒノキ、ごま油、オリーブ油、など

チャック付きポリ袋（小）30枚、もしくは蓋が閉まる小瓶（40cc程度の容量）30本

コットン（カット綿）50枚程度

花と果物の匂いの認識（カード7、105ページ）

香辛料と植物の匂いの認識（カード8、106ページ）

家庭にある匂いの認識（カード9、107ページ）

シロップ、油、ハチミツの匂いの認識（カード10、11、12、それぞれ110、113、114ページ）

フラスコもしくはコップ3個（250ml程度の容量）

生のニンジンと、ゆでたニンジン（ひとりに2片）

オレンジ（ひとりに4分の1個）

オレンジマーマレード（ひとりに25g）

天然炭酸水[1]と水（浄水もしくはミネラルウォーター、カルキ臭のないもの）

メロン、イチゴ、レモン、ミントのシロップ（着色していないもの）

イーストを使ったパン

天然酵母を使ったパン

オリーブ油、キャノーラ油、ごま油

アカシア、れんげ、その他のハチミツ2種（住んでいる地域特産のハチミツがあれば使用）

理論の説明

○嗅覚についての一般論

「味覚の刺激の全体図」（図1）をもとに、嗅覚の役割と「感覚が競合する場」での位置を説明します。私たちは嗅覚で食べものや飲みものやまわりの空気などの匂いやアロマを識別できます。まず、嗅覚を表す言葉にはどんなものがあるかを説明します。嗅覚の言葉は類推、つまり似ているものにたとえて表現することが多いのです。ですから、どのような記憶を持っているかで変わります。みんなきっと次のように言うでしょう。

「このお菓子はレモン（あるいはパイナップル、サクランボ……）の匂いを思わせる」

匂いとアロマはきわめて多彩です。家、田舎、下草、森、海辺（日本海側と太平洋側では匂いが違い、潮の満ち引きによっても異なる）、石灰質の荒地、山、ゲッケイジュのような木、キンモクセイ、ワインのカーヴ、屋根裏部屋、生活用品、季節、国、地下鉄、馬、ママ、パパの匂い、おばあちゃんの香水など、ざっと挙げただけでもこんなにあります。

また、匂いとアロマ、香りには違いがあり、区別されなければなりません。匂いやアロマは自然に発するもので、花や果物、場所、動物などに特有な「匂いの状態」を言います。それに対して、洗剤やボディー・ソープ、毛髪剤などの商品には、ほとんどの場合で合成成分によって香りがつけられていて、それは匂いではありません。香りは、ある匂いを思い起こさせるよ

1　炭酸水は天然の炭酸ガスが入っているものを選び、人工的に炭酸を添加したものは避けます。

うに人工的に作られたものです。

○匂いとアロマの感知

「味覚と嗅覚と脳の図」（図5）で嗅球の位置を示します。匂いやアロマの揮発成分を感知する中枢です。直接に鼻で匂いをかいだとき、その刺激で複雑なある匂いを識別します。これが直接的な方法による匂いの検知です。それとは別に、食べものや飲みものが口のなかにあるとき、鼻腔を通してアロマを感知します。ここではもう、匂いではなくアロマと言います。

アロマと匂いが異なるのは、食べものや飲みものが口のなかで分割され、違う状態になるからです。その食品がもとは何だったか、どう作られたかによって、口のなかで温められたり冷まされたりします。この温度の変化の幅は、ほぼ人それぞれ受け入れられる温度の閾値の範囲内です。食べものは咀嚼によって引き裂かれ、アロマを放出します。匂いやアロマは、それぞれの起源によって、動物性、植物性、発酵によるもの、人工的なものなどに分類されます。図6では、匂いの起源をいくつか説明しています。

実践してみましょう

○匂いを認識する

カード
7

4回目の授業

花と果物の匂いの認識

氏名

10種類の匂いをかぎわけ、下に示す15種類のリストのどの匂いにあたるのか、あてはまるところにサンプルの番号を記入します。

匂いのリスト	サンプル番号	正しい答え	メモ
サクラ			
ミカン			
バラ			
ユズ			
キンモクセイ			
スダチ			
スズラン			
レモン			
カーネーション			
グレープフルーツ			
ラベンダー			
リンゴ			
ジャスミン			
モモ			
イチゴ			

カード
8

4回目の授業

香辛料と植物の匂いの認識

氏名

容器に入った10種類の匂いをかぎわけ、下に示す15種類のリストのどの匂いにあたるのか、あてはまるところにサンプル番号を記入します。

匂いのリスト	サンプル番号	正しい答え	メモ
ワサビ			
ショウガ			
シソ			
バジル			
シナモン			
コショウ			
ニンニク			
ゲッケイジュの葉			
ココア			
ヒノキ			
ビャクダン			
クスノキ			
サンショウ			
ヨモギ			
マツタケ			

カード
9

4回目の授業
家庭にある匂いの認識

氏名

容器に入った10種類の匂いをかぎわけ、下に示す15種類のリストのどの匂いにあたるのか、あてはまるところにサンプル番号を記入します。

匂いのリスト	サンプル番号	正しい答え	メモ
アーモンドエッセンス			
バニラエッセンス			
ペンキ			
消毒用アルコール			
うがい薬			
ガソリン			
線香			
食器用洗剤			
漂白剤			
柔軟剤			
トイレ用芳香剤			
ピーナッツ			
ヒノキ			
ごま油			
オリーブ油			

この時間で行うのは、以下の課題です。「カード7」に提示された15種類の花と果物のなかから、10種類の匂いをかぎわけます。

「カード8」に提示された15種類の匂い（香辛料と植物）のなかから、10種類の匂いをかぎわけます。

「カード9」に提示された15種類の匂い（家庭にあるもの）のなかから、10種類の匂いをかぎわけます。

子どもたちは、各カードの15種類の匂いのリストの横にかぎわけた10種類の匂いの番号をつけていきます。この体験で使用する匂いの素は、生または乾燥しているものはコットンにはさみ、液体の場合はコットンに染み込ませて、チャック付きのポリ袋か小瓶に入れて、匂いがもれないようにしっかり封をしておきます。また、外から中身が見えないようにしましょう。子どもたちには、匂いをかぐときに封を開け、匂いをかいだらすぐに封を閉じるように言います。

この実験では、子どもたちがどのグループの匂いに引きつけられるのかが識別できます。結果の要点をまとめ、子どもノートに書き込みます。

調理の影響

○生のニンジン、ゆでたニンジン、そのゆで汁

ここでは鼻による直接的な嗅覚と、鼻腔による嗅覚の違いについて考えます。生のニンジンとゆでたニンジン、そのゆで汁の匂いは違います。こうして調理による匂いとアロマの変化に気づくように導きます。味見をすると、ニンジンのアロマの一部が調理されて失われることが確認できます。同時に生のニンジンは噛むとカリカリするのに、ゆでたニンジンはやわらかいことも気づくように導きます。

○生のオレンジと、オレンジマーマレードの匂い

まずオレンジの皮と果肉の匂いを別々にかぎ、違いを観察しましょう。味見では、マーマレードはべとべとし、果物は水気がたっぷりなど食感にも注目します。この体験は次の回のテーマへの意識を高めます。

○炭酸なしの水と炭酸水の比較

炭酸なしの水と炭酸水を入れたふたつのコップの匂いを直接かぐように言います。鼻腔の上部で感じるチクチクする感覚は匂いではなく、化学的な刺激。この体験では言葉を明確にすることができます。また、これら匂いのない水を味見してアロマがないことも確認します。

カード
10

4回目の授業

シロップの匂いを感じてみる

氏名

月日

シロップ	あてはまると思われるコップの番号
メロン	
イチゴ	
レモン	
ミント	

4つのシロップの比較と識別

子どもたちそれぞれに、シロップを加えた水のコップを4つ配ります。コップのなかには、「カード10」に書かれた4つの匂い（メロン、イチゴ、レモン、ミント）のシロップが入っています。各コップには1から4までの番号がついており、子どもたちは「カード10」に認識したコップの番号を記入します。

イーストを使ったパンと天然酵母を使ったパン

子どもたちにふたつのパンの匂いをかぐように言い、匂いに違いがあることを気づくように導きます。そこで、天然酵母によってもたらされる匂いについて説明します。次にふたつのパンの味見をし、アロマを識別するよう導きます。この体験は2回目の授業で教えた4つの基本味の復習にぜひ利用しましょう。天然酵母パンには甘味、塩味、苦味、酸味の4つがあるのに対し、イーストを使ったパンは甘味と塩味があるだけで、酸味はあるとしても少しです。

3種類の油の匂いの識別

油は、1から3の番号がついた、3つの250ml程度の容量のフラスコ、もしくはコップを使って提示します。それぞれの容器に油を１００mlずつ注ぎ、それぞれの油の匂いをかいで、「カード11」に認識した油の番号を記入するように言います。

ハチミツの匂いとアロマの識別

子どもたちに、１と２の番号のついたふたつのハチミツの匂いをかいで、識別した結果を「カード12」に記入してもらいます。それから子どもたちは味見をしますが、このときはお菓子を味わうような雰囲気で。この際、甘味の性質や、どろっとしたり、ものによってつぶつぶした食感について話すのもいいでしょう。すべての体験の最後に、子どもたちはパンをひと口食べ、そのあと冷たい水を飲みます。

カード
11

4回目の授業
油の匂いを感じてみる

氏名

月日

油	あてはまると思われる容器の番号
ごま	
キャノーラ	
オリーブ	

カード
12

4回目の授業

ハチミツの匂いを感じてみる

氏名

月日

ハチミツ	あてはまると思われる容器の番号
アカシア	
れんげ	

第05回

La vue 視覚

この回では花や果物、野菜、穀物、そして地方と特産物を考える体験をしますが、子どもたちが見て感じることを意識し、視覚から得た情報に基づいて考え、食べものや地方、特産物に興味をもつことが目的です。正解数の比較や評価につながらないように気をつけましょう。

●教材

味覚の刺激の全体図（図1、51ページ）
視覚の図（図7、57ページ）
四季と色（カード13、122ページ）と、四角に切った色紙
日本の白地図（カード14、126ページ）
日本の地方と都道府県のリスト（カード15、127ページ）
味覚と地方（カード16～20、128～132ページ）

花、果物、野菜、穀類についてのカード（カード21～24、１３３～１３６ページ）

塩味が強いコーンスープ

お菓子（ケーキ、またはクッキーなど）

No.１着色されておらず、目にはあまりおいしそうではないのに、口に入れると豊かな味がするもの

No.２着色され、目には「とてもおいしそう」なのに、口に入れるとあまり味がしないもの

比較による味見、（カード25、１３７ページ）

理論の説明

○観察からもたらされる情報

「味覚の刺激の全体図」（図１）をもとに、認識につながる刺激について復習し、ここで目の役割を明確にします。目は私たちに飲みものや食べものの外見について知らせてくれます。これらの情報は次のように分けられます。

状態：液体から固体まで、ドロドロした状態や発泡性など、多くの段階があります。

形：球形、卵形、平ら、長い、広がった、ふくらんだ、小さい、大きい、伸びた、厚い、薄い、など。

外観：つぶつぶ、ザラザラ、なめらか、ツヤツヤ、くすんだ、にごった、つやがない、澄んだ、クリスタルのように透明、乳白色で不透明、など。

色：無色、落ち着いた、明るい、黄色、緑、青、赤、黄金色、褐色、ピンク、紫、オレンジ、真紅、暗紅色、桜色、など。

○食事のあいだの視覚の役割

私たちは目で見ながら食事の準備をし、材料を選び、言ってみれば目に「左右されて」います。視覚からの情報で、過去の感動を思い出したり、受け入れていいか、拒否するかを決めます。視覚は感覚の最初のバリアなのです。しかし、「目」はだますこともあり、本当に口に合うかどうか、嗅覚に助けを求めることもあります。

「目」は失望するのが嫌いです。だからといって、食べものに着色料をぬりたくっていいものでしょうか。いいえ、見た目に引かれて口に入れた食べものの味がぼやけていたら、失望はより大きいでしょう。見かけがおいしそうであれば、口のなかでもおいしくなければなりません。目で確認しておいしいと思ったケーキや果物が、嗅覚と味覚に何も訴えなかったら、それこそ詐欺です。

○いくつかの視覚の例

視覚についての図7をもとに、このテーマを発展させます。

状態はどうか：液体と固体のあいだには多くの状態が存在します。たとえばクリームスープなどもそう。澄んだコンソメスープと、不透明でとろみがあり、クリーミーなクリームスープの違いは目でわかります。クッキーなど日持ちのするお菓子はかたく、プリンはぷよぷよしているのもわかります。目は情報を解読し、私たちに伝え、心構えをさせます。発泡している状態は、のどにちくちくするので心の準備が必要になります。

形：形には固有の言葉があります。果物はその見かけによって、何の種類かを知らせてくれます。ミカンの形はオレンジとは違い、パンでも、クロワッサンはロールパンとは違う形をしています。小麦の粒の形はトウモロコシの粒の形と同じではありません。チョコレートのエクレアとクリームパンの形もまた違います。

外観：状態や形に加えて、さらに外観に光沢があるかどうか、輝いているか、くすんでいるかなどのニュアンスが加わります。外観は色にも影響します。表面がザラザラしているか、なめらかかで、色の感じは違ってきます。同じリンゴでも、つやだしされてピカピカしているほうがおいしそうですが、味見をすると磨かれていないリンゴと味は同じはずです。

料理をどう見せるかは、いちばんに考えなければなりません。料理人は皿のなかに「静物画」を描くのです。どの時代も「食卓の職人」たちは、皿や大皿に料理をどう盛りつけるかに細心の注意をはらってきました。料理の見せ方は食欲に関わってきます。惹きつけるか、拒絶されるかがかかっているのです。

また、水は必ず透明でなければなりません。にごっていると、警戒しなさいという合図になります。

目で見てしおれたサラダや褐色になった果物は、変質しているので拒否するようにというメッセージになります。私たちは経験から、そういうサラダや果物はもとの性質を失っていることを学んだのです。こうして目は私たちの案内役をしてくれるのですが、目にも限界があり、私たちをだますこともあります。用心して、批判精神をもたなくてはいけません。

色は？：色は、私たちを惹きつけもすれば、嫌悪感も与えます。黒色は中性ですが、楽しい色もあれば、悲しい色もあり、青は味覚の環境ではあまり使われません。基本的には、淡い黄色などの暖色系にはオレンジから褐色までの一連の色が含まれます。赤の系統には、オレンジっぽいピンクも含まれます。緑はそのまま植物の世界になり、白は新鮮な乳製品に結びつきます。

実践してみましょう

◯季節と色の関係

用意した色紙を子どもたちに配りながら、「季節と色」の関係を探ることを提案します。準備する色は、青、赤、緑、灰色、白、黄色、茶色、ピンクです。「カード13」の8つのマスは4つの季節、春夏秋冬に対応しています。子どもたちに、それぞれの季節に合うと思う色を2つ選び、左右のマスに置くように言います。この体験は子どもたちが季節ごとの食べものの色の傾向を考えることにつながります。季節を生きることは、生き物としての私たちが自然のリズムに耳を傾けること。それを忘れてはいけません。特に都会に住んでいる人は心がけましょう。

カード
13

5回目の授業

四季と色

春夏秋冬の季節に何色をあてますか？

氏名

月日

□	春	□
□	夏	□
□	秋	□
□	冬	□

さまざまな色の色紙を用意し、春夏秋冬、それぞれの季節に合うと思われる色を
２色ずつ選び、左右の白いマスの上にのせます。
たとえば８色（緑、ピンク、黄色、青、茶色、赤、灰色、白）の
四角の色紙を使用します。

◯地方の風景と特産物の関係

この機会に子どもたちに地方の気候と地理・地形が風景へどんな影響を与えているかを思い起こすよう導きます。各地方の気候や地理・地形の影響を受けて生まれるのが農産物で、食べものの基本です。日本には四季があり、地形や気候の変化が大きく、多様性に富んでいます。そのため、世界に類を見ないほど豊富な種類の食材があります。それが何世紀にもわたって日本人の味覚を形づくってきました。各地方にはそれぞれ独特な食習慣や食文化があります。

各都道府県に番号をふっただけの日本の白地図（カード14）と、日本の地方と都道府県のリスト（カード15）を子どもたちに配ります。白地図とリストを見比べるだけなので簡単です。

次に、いろいろな地方の風景とその地方の特産物を示す絵（カード16―20）を配り、子どもたちにどの地方であるかを考えて、各地方の特産物と結びつけるように言います。たとえば、サイロと牛の風景は北海道を連想させます。同様に特産物として牛乳や乳製品を結びつけるのです。

このふたつの取り組みで、味覚と地方の関係への子どもたちの関心度が判断できます。都会化が進み、人口が流動している事実をふまえると、結果ははっきりしています。子どもたちが夏休みを過ごす場所や家族の出身地などを考慮して、結果を検討するといいでしょう。答えは子どもノートに記載します。

○花、果物、野菜、穀物の粒について

「カード21」に描かれているのは花で、バラ、サクラ、ヒマワリなどです。「カード22」は果物で、ミカン、バナナ、イチジク、スモモ、カキ、ウメなどです。「カード23」は野菜で、長ネギ、キャベツ、カブ、ピーマン、キュウリ、タマネギなどです。「カード24」は穀物の粒で、小麦、大豆、ソバ、落花生、トウモロコシ、米などです。

これらを子どもたちに配り、子どもは絵を見て、花や果物、野菜、穀物の粒の名前を考えて、絵の下に書き込みます。このテストで、子どもたちがこの種の言葉に親しんでいるかどうかがわかります。答えは子どもノートに転記します。

○塩味の強いコーンスープの味見

さて今度は、子どもたちが大好きなコーンスープの登場です。しかし、塩味がちょっと強いのは秘密です。

まず、子どもたちにコーンスープの色と外観の印象を言ってもらいます。子どもはふつう、見かけを信用しています。次に味見するよう言い、そこで子どもがどんな表情をするかをよく

観察します。たぶんしかめっ面をするでしょう。このテストでわかるのは、目で判断できるおいしさには限界があることです。味覚は、目で判断したものが正しかったかどうかを見きわめるものでなければなりません。ここで子どもの塩に対する許容度がわかるでしょう。結果は、前回までの結果に近いはずです。

○ふたつのお菓子の味比べ

ふたつのお菓子を用意します。ひとつは見かけは「味気ない」のですが、「味が豊か」なお菓子（No.1）、もうひとつは見かけはとてもおいしそうですが、口に入れると味気ないお菓子（No.2）。No.1には見た目は質素で飾り気がないけれどおいしいケーキ、No.2には味のないスポンジケーキにおいしそうに飾りつけしたものを使うとよいでしょう。ケーキをクッキーにしてもいいです。子どもは「カード25」に、見た目と食べたときの好みを記入、それを子どももノートにもつけます。

このテストの最後に、きれいに洗った水入れに水を入れたものと、汚れた水入れに水を入れたものを準備しておくのもよいでしょう。もちろん、汚れた水入れに入った水はにごって見えます。この見せ方で、食器類をきれいにしておくことの大切さを子どもたちが気づくよう導きます。

カード
14

5回目の授業
日本の白地図

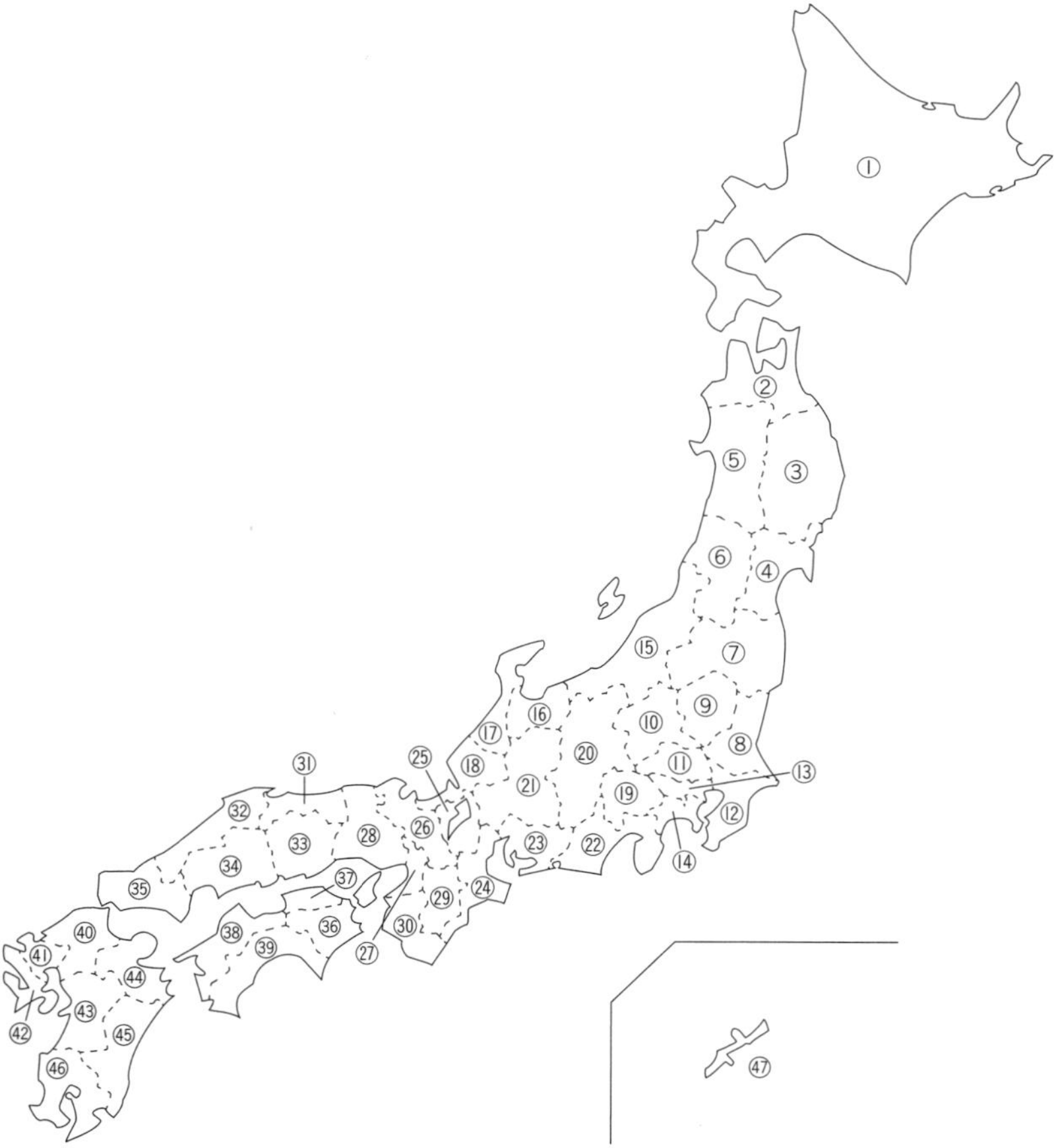

カード

15

5回目の授業

日本の地方と都道府県のリスト

1 北海道
2 青森県
3 岩手県
4 宮城県
5 秋田県
6 山形県
7 福島県
8 茨城県
9 栃木県
10 群馬県
11 埼玉県
12 千葉県
13 東京都
14 神奈川県
15 新潟県
16 富山県
17 石川県
18 福井県
19 山梨県
20 長野県
21 岐阜県
22 静岡県
23 愛知県
24 三重県
25 滋賀県
26 京都府
27 大阪府
28 兵庫県
29 奈良県
30 和歌山県
31 鳥取県
32 島根県
33 岡山県
34 広島県
35 山口県
36 徳島県
37 香川県
38 愛媛県
39 高知県
40 福岡県
41 佐賀県
42 長崎県
43 熊本県
44 大分県
45 宮崎県
46 鹿児島県
47 沖縄県

A 北海道地方
B 東北地方
C 関東地方
D 中部地方
D-1 北陸地方
D-2 中央高地
D-3 東海地方
E 近畿地方
F 中国地方
G 四国地方
H 九州地方

カード
16

5回目の授業

味覚と地方

風景　　　　特産物

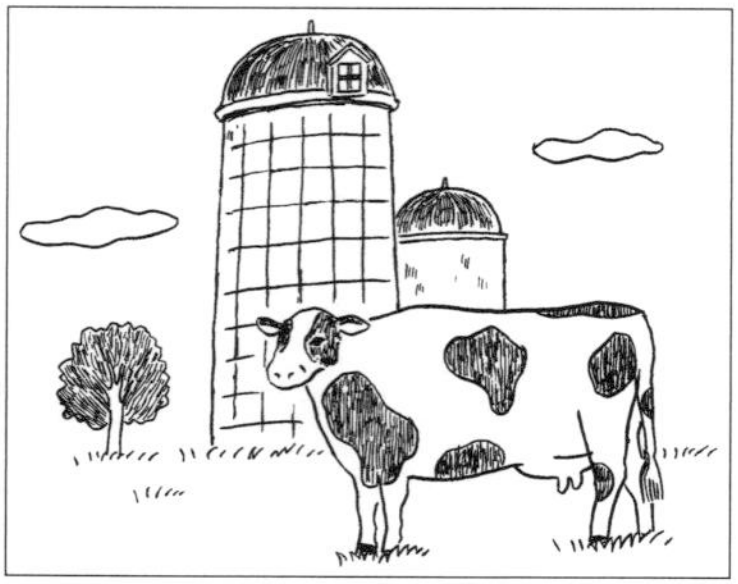

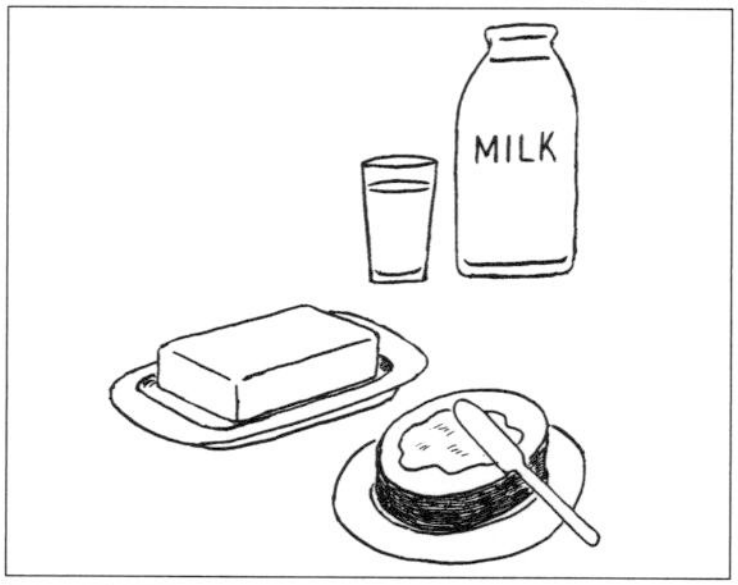

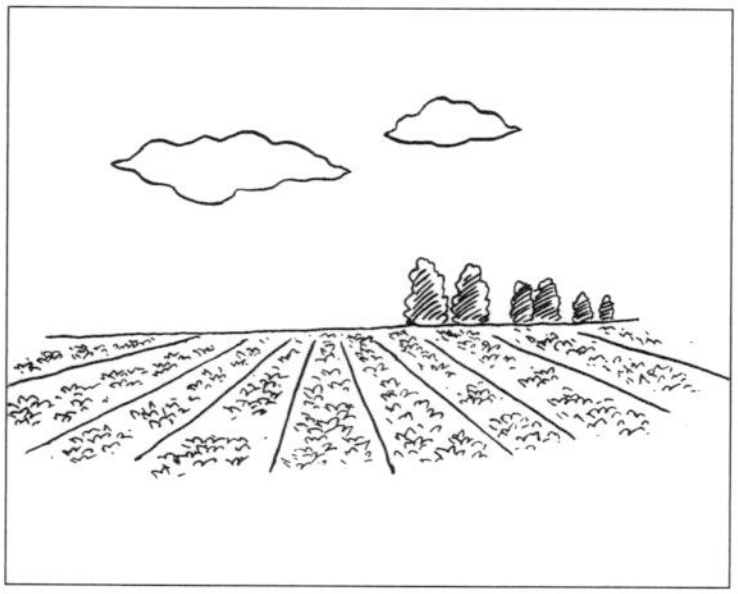

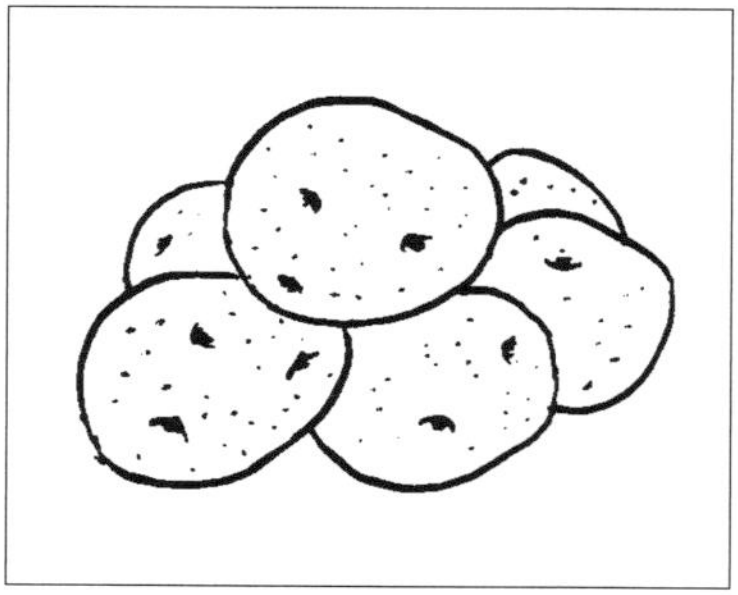

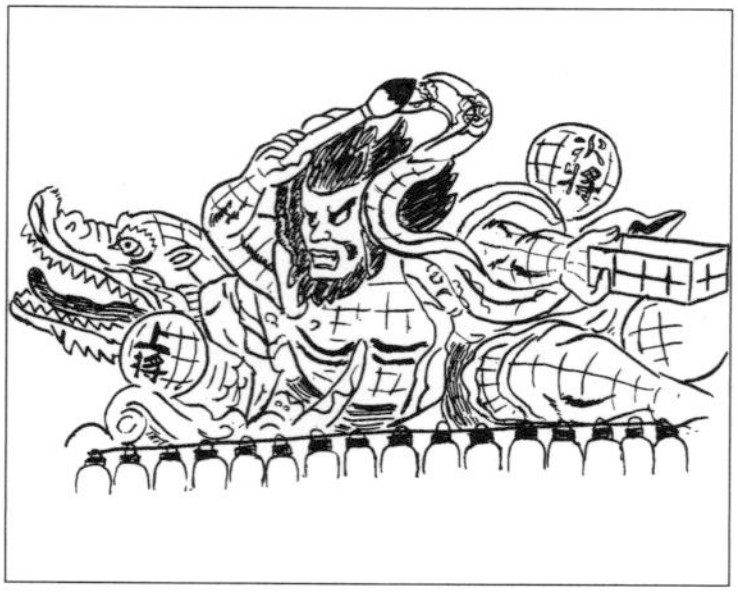

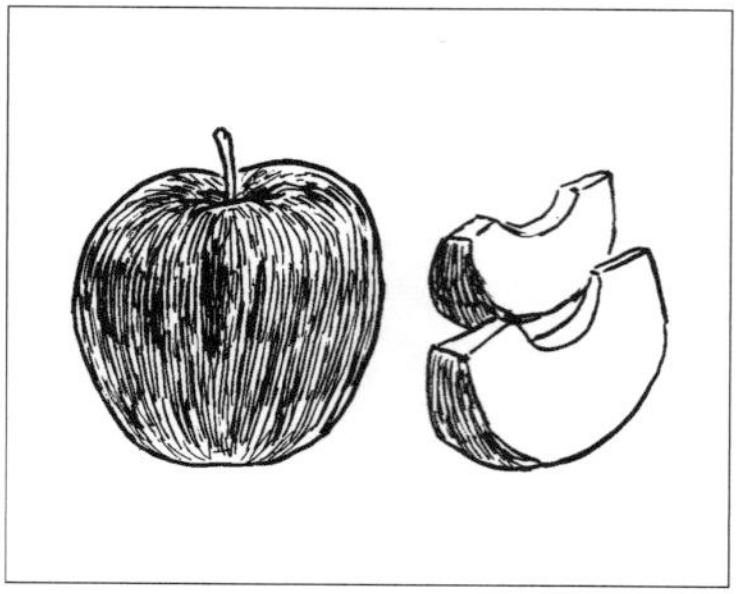

カード
17

5回目の授業
味覚と地方

風景	特産物
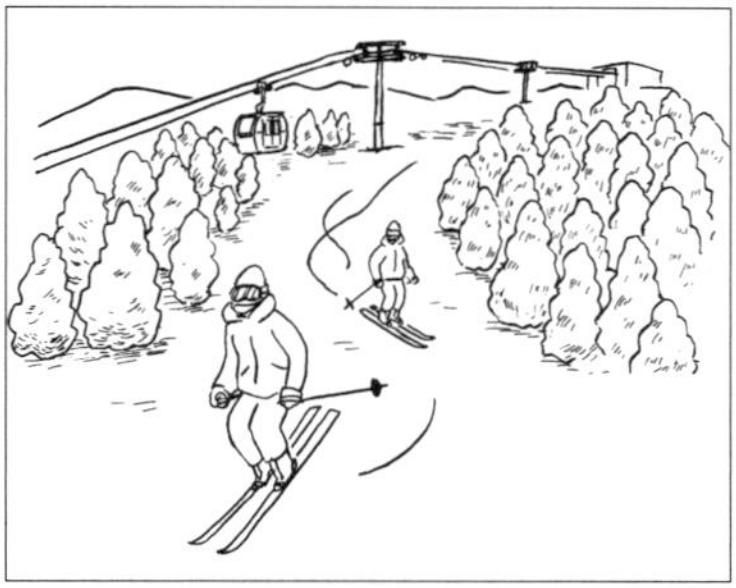	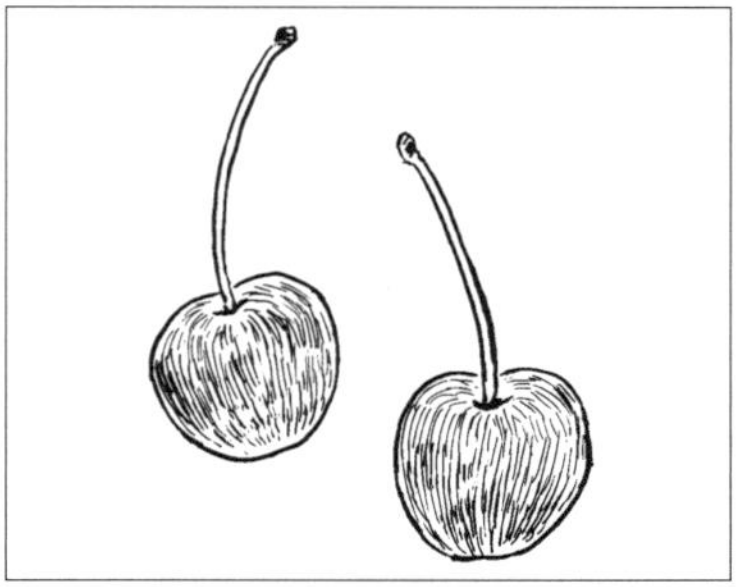
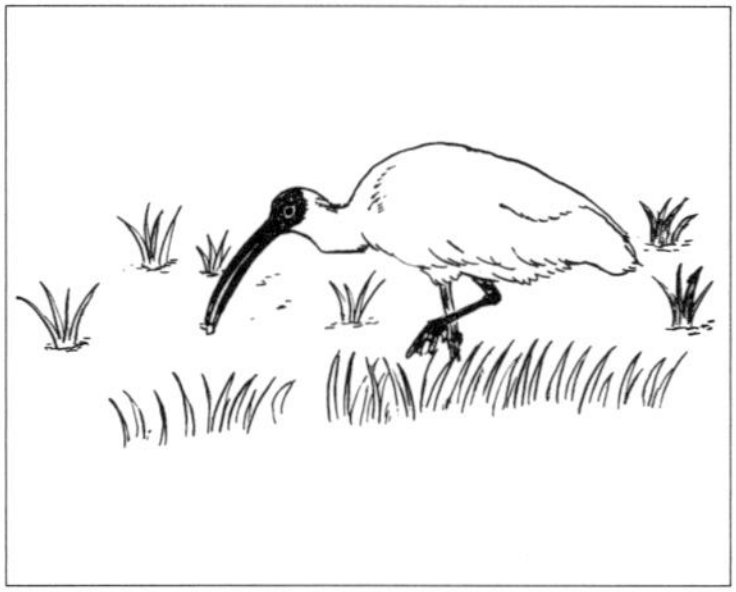	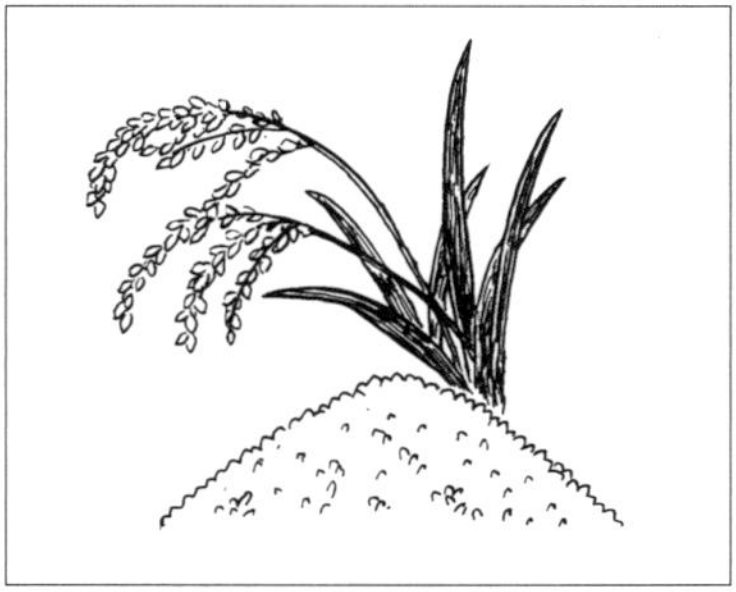
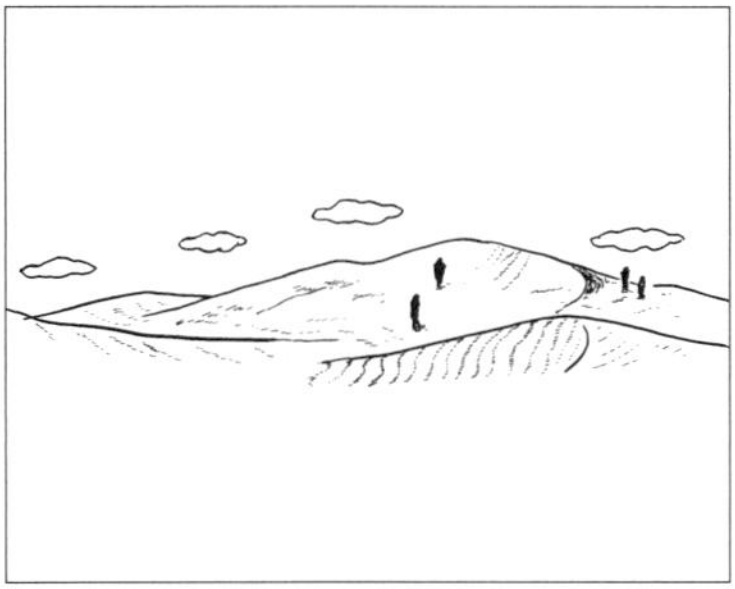	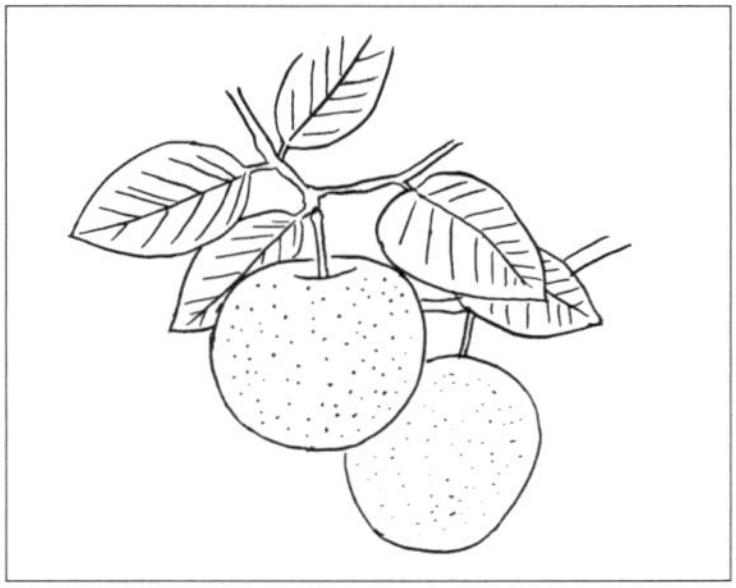

カード
18

5回目の授業
味覚と地方

風景

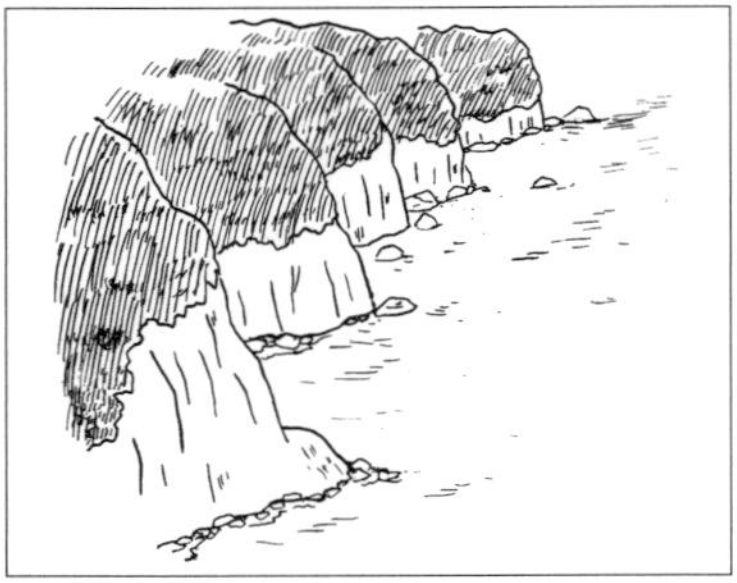

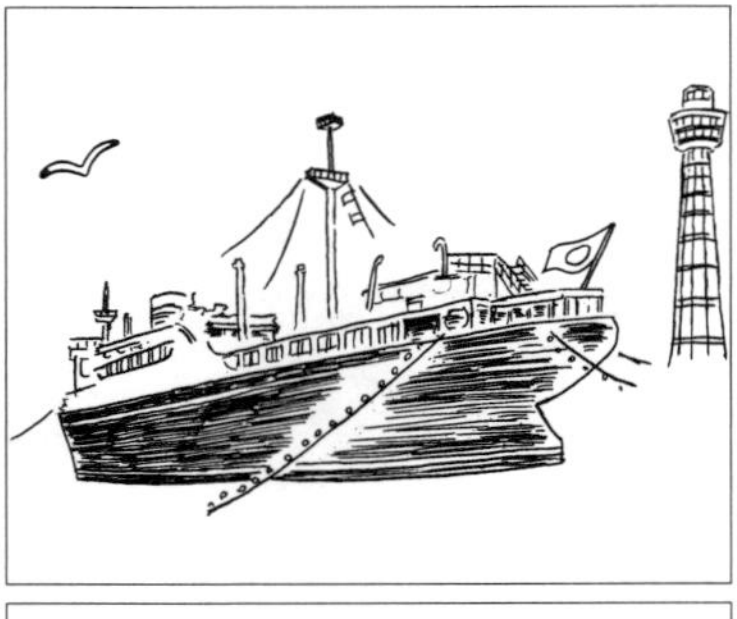

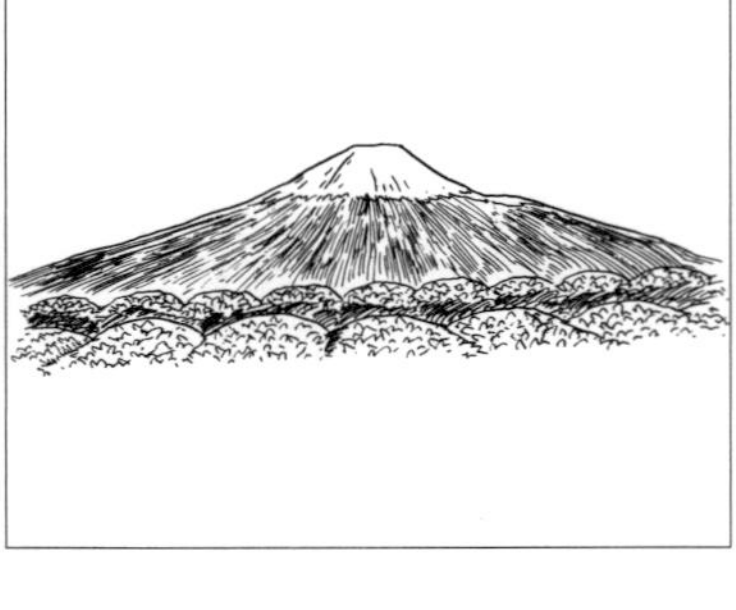

特産物

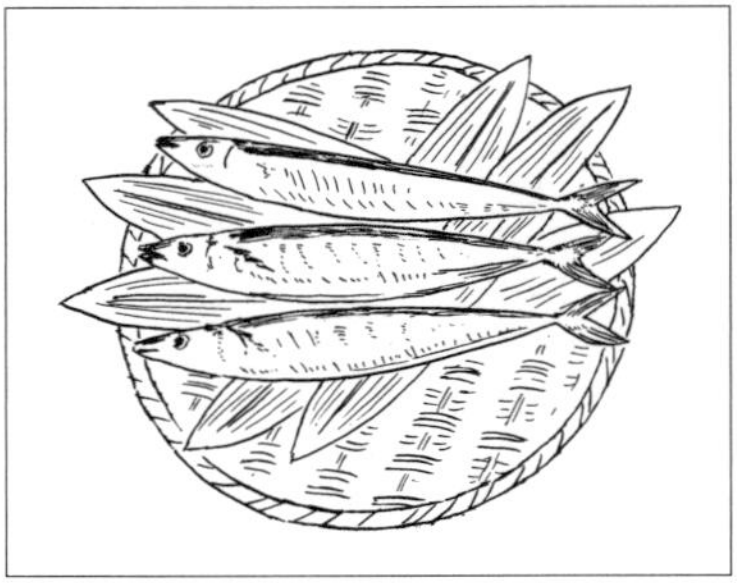

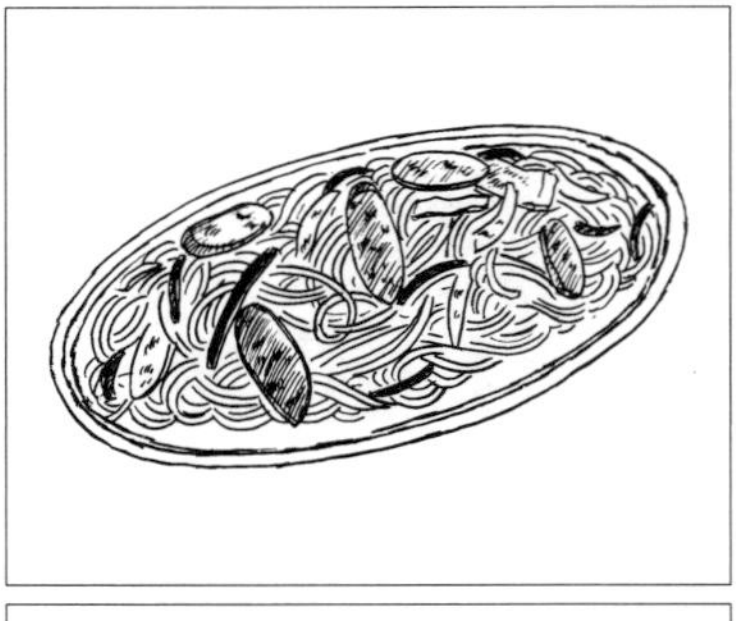

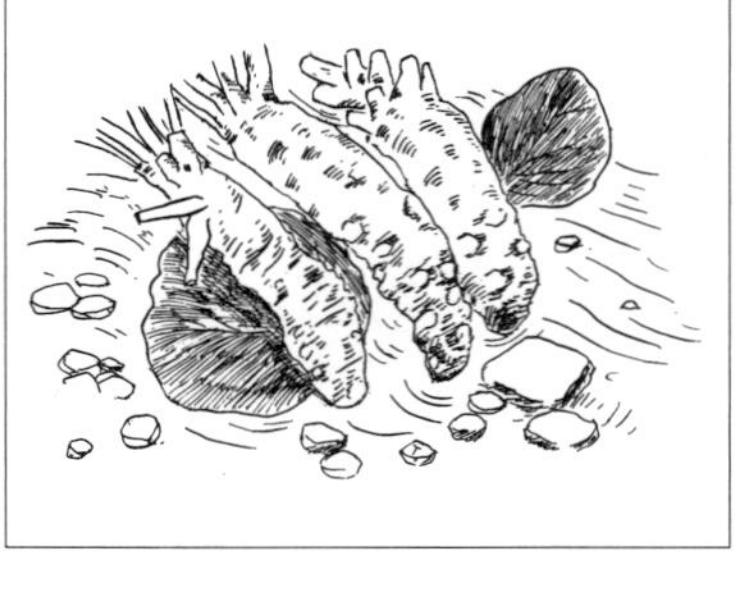

カード
19

5回目の授業

味覚と地方

風景

特産物

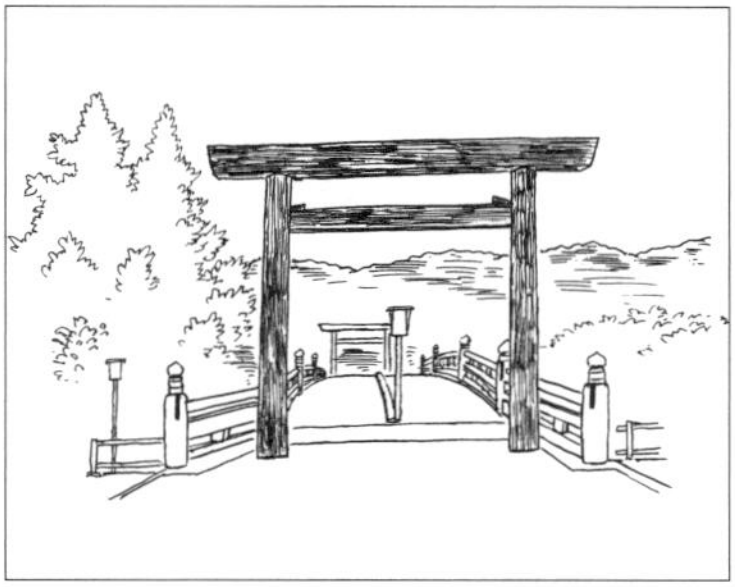

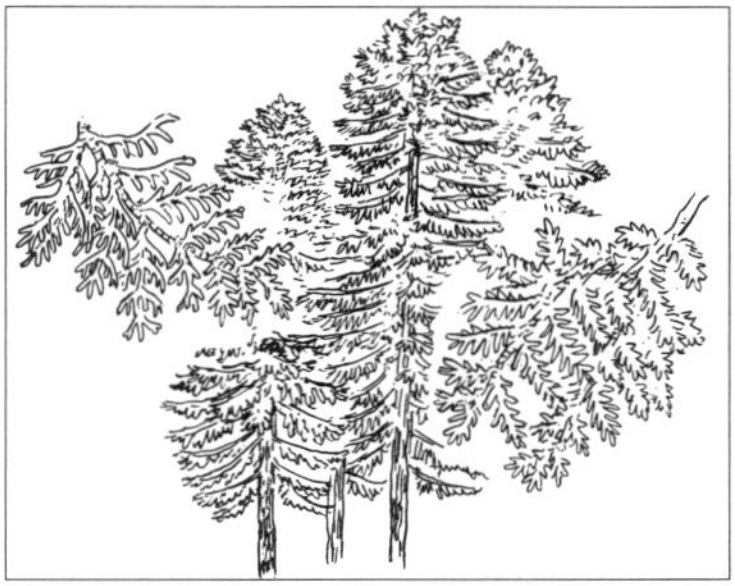

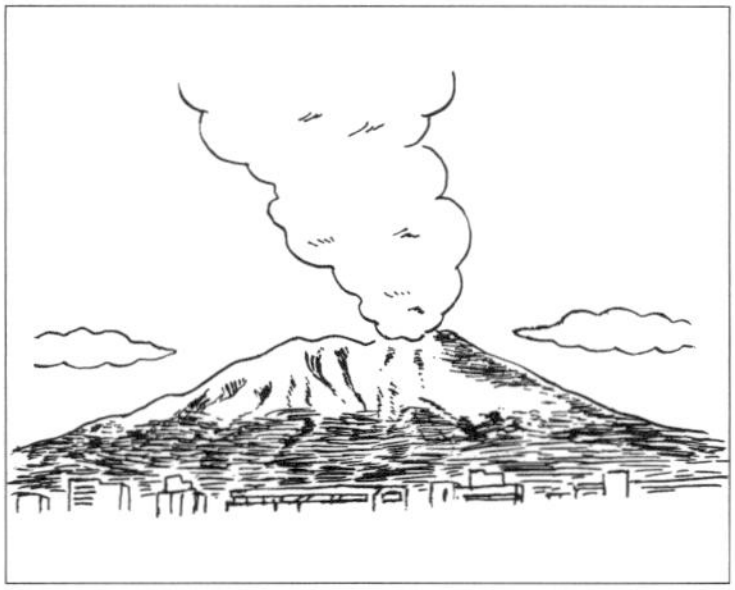

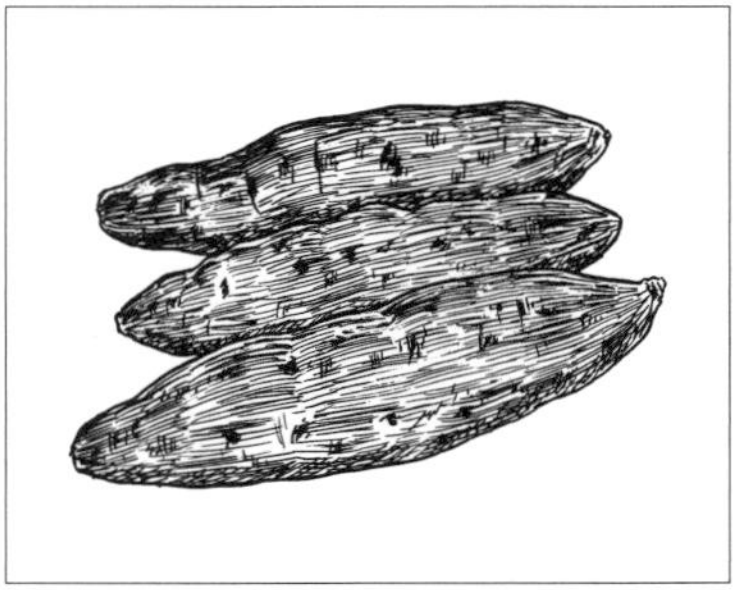

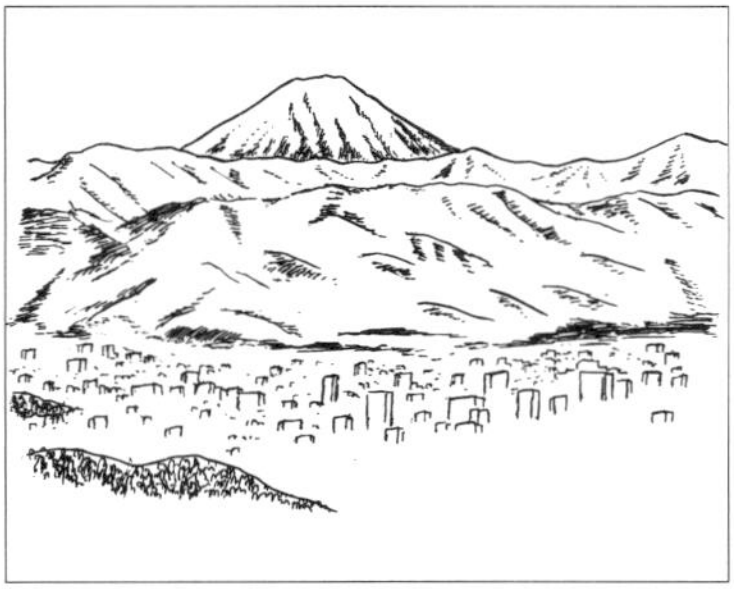

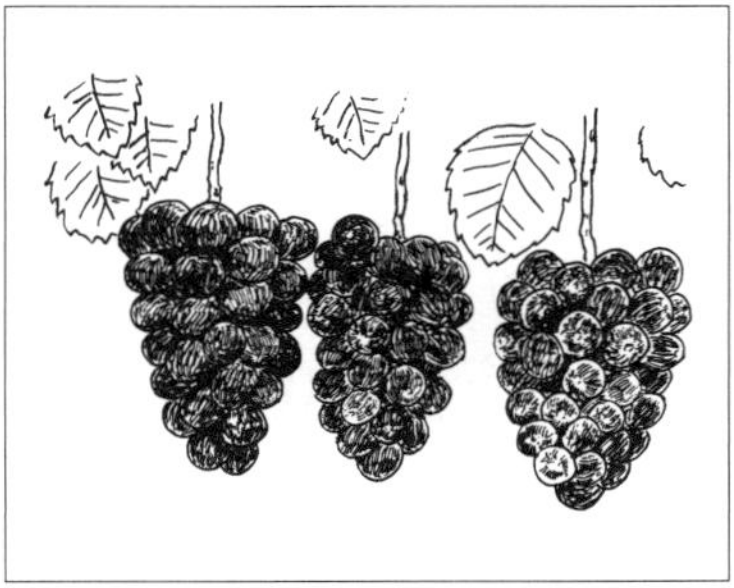

カード
20

5回目の授業

味覚と地方

風景

特産物

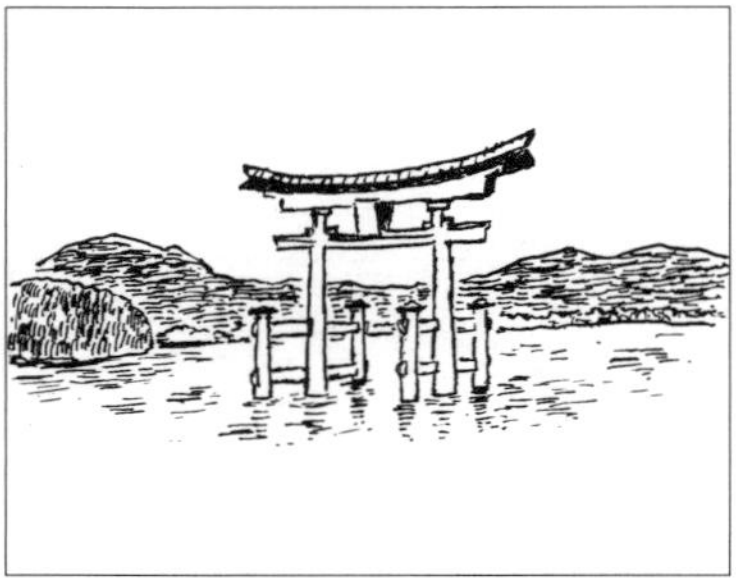

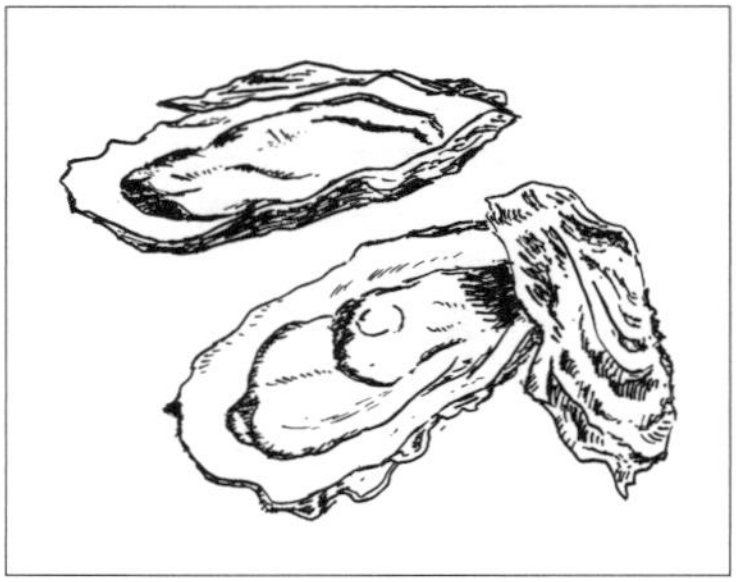

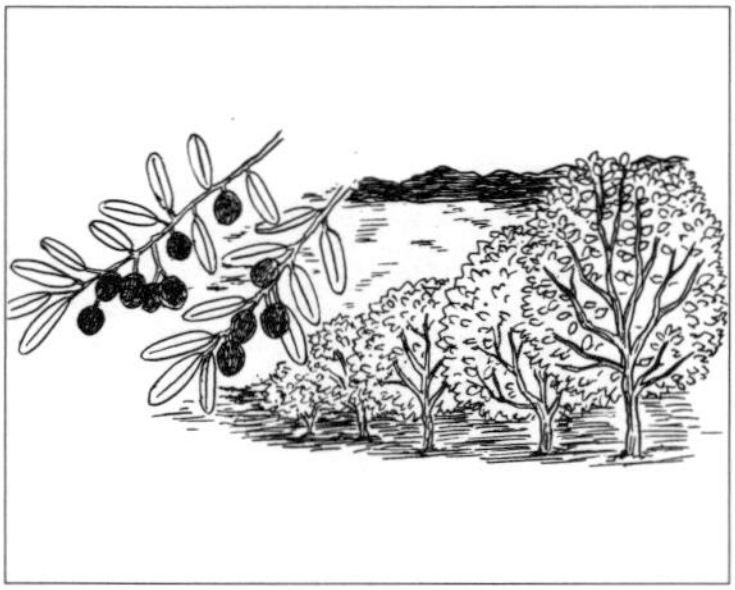

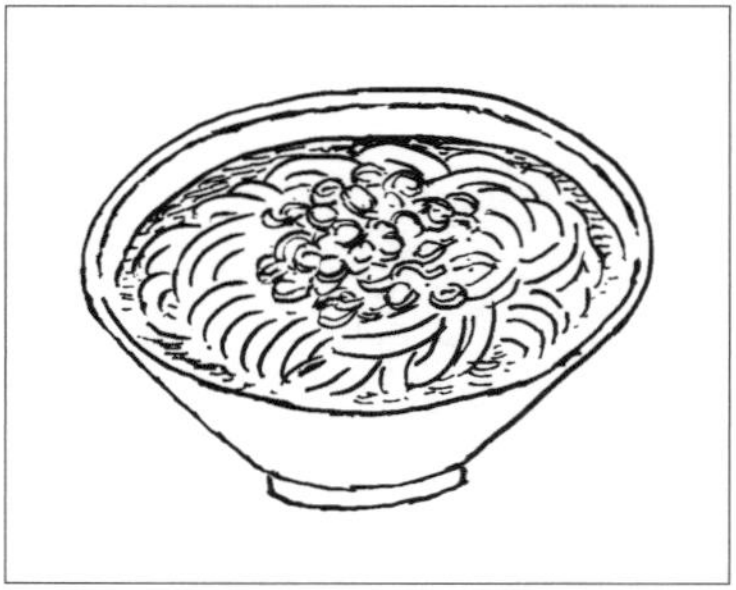

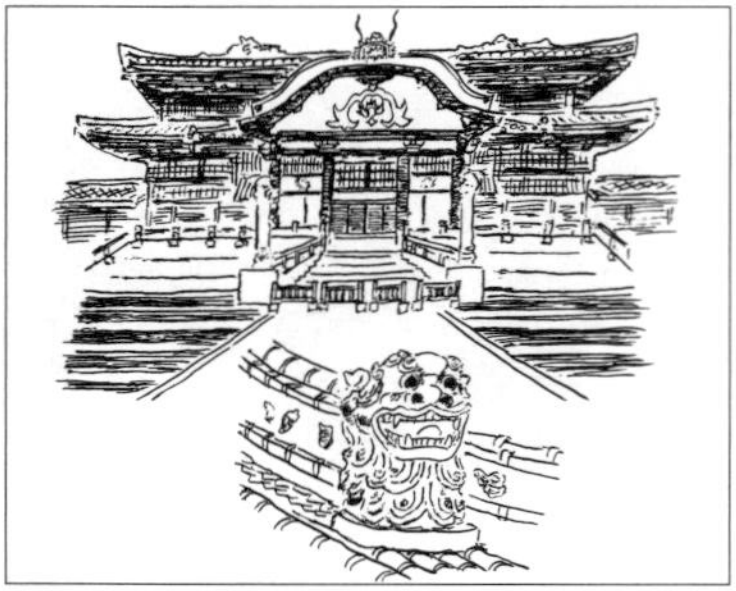

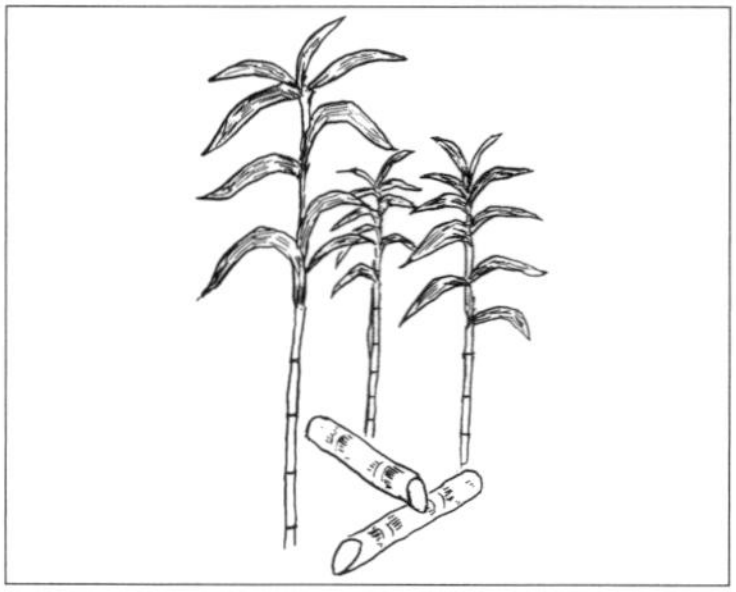

カード
21

5回目の授業
花

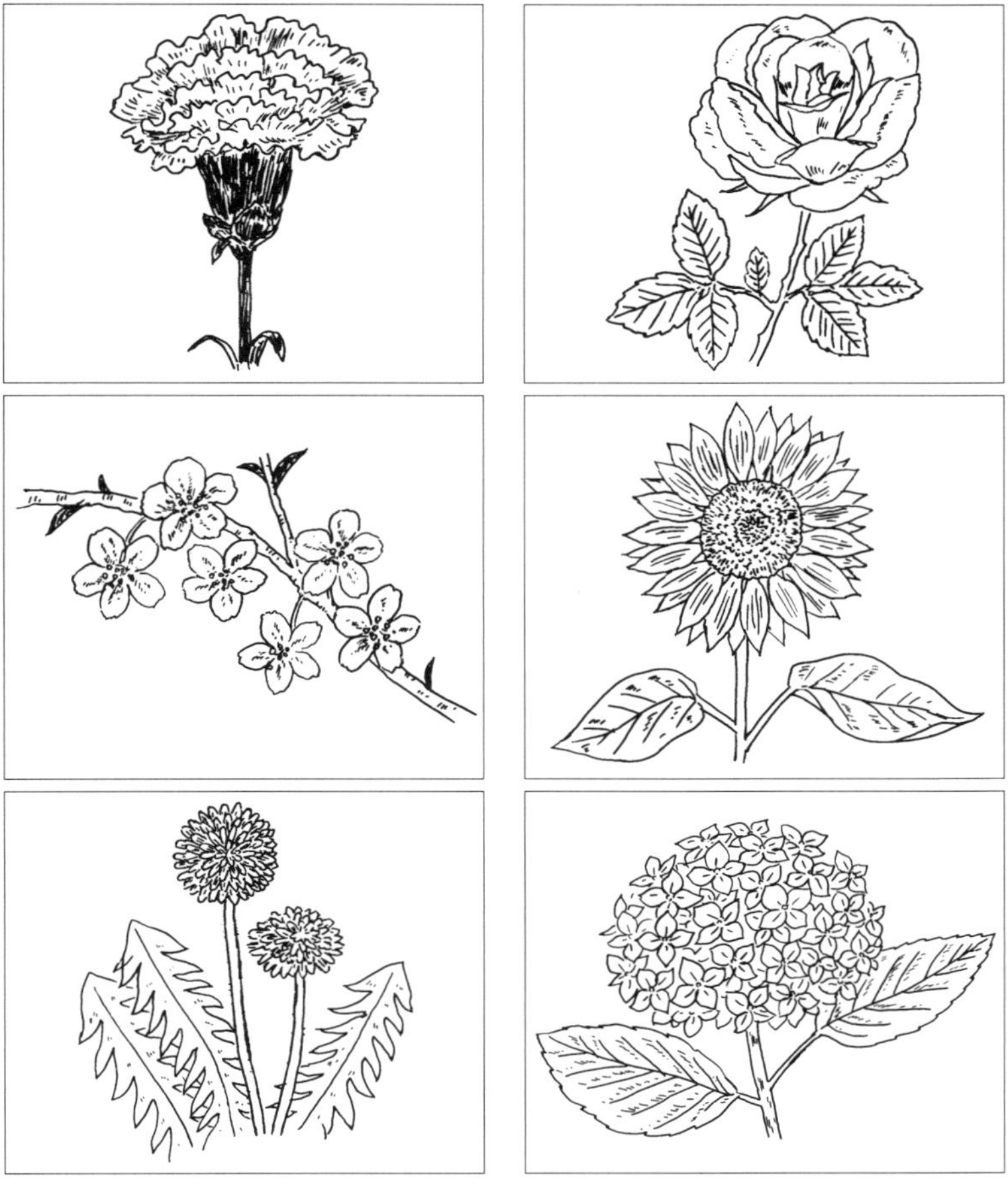

カード
22

5回目の授業

果物

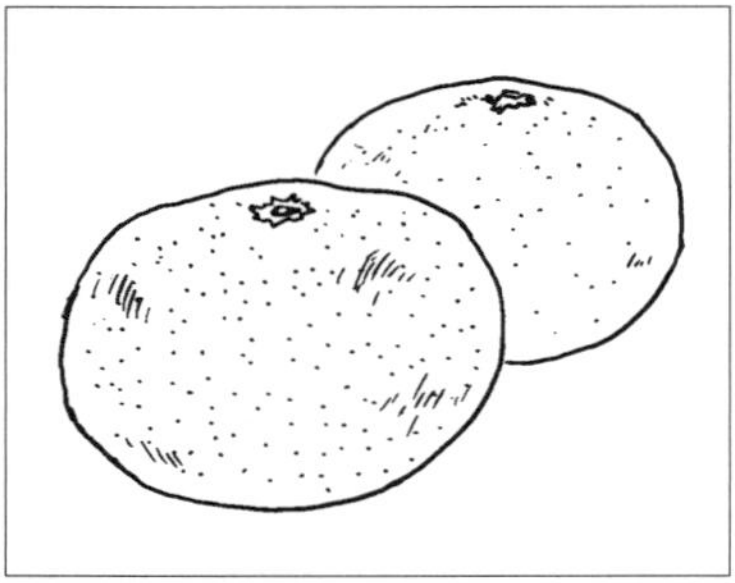
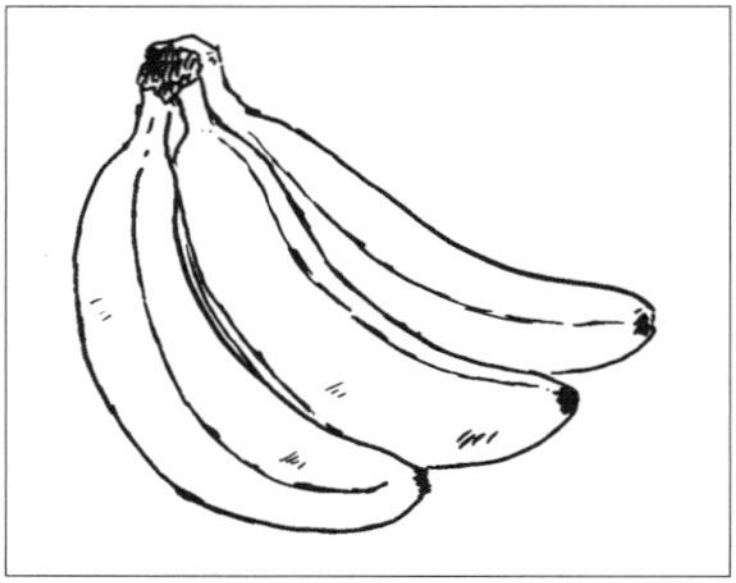
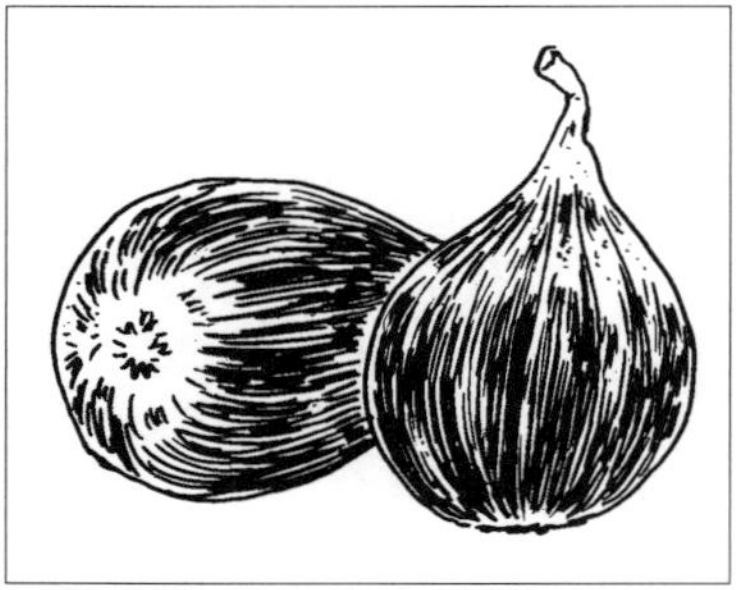
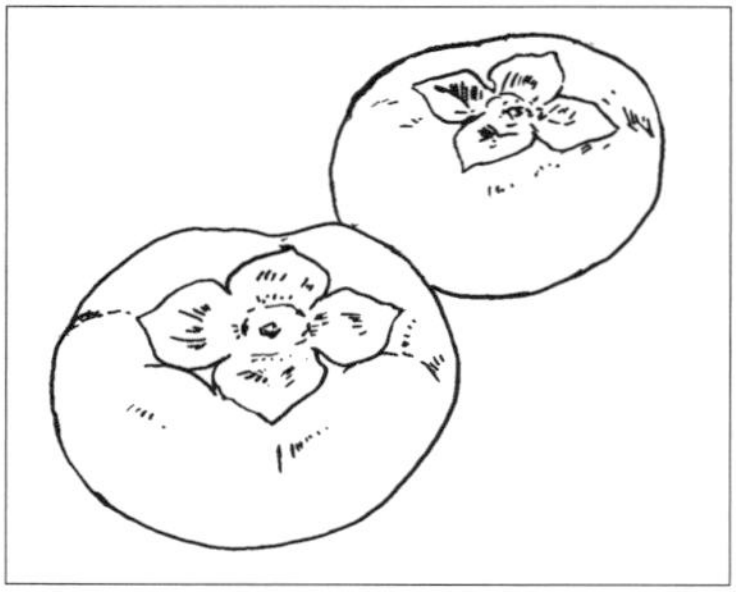
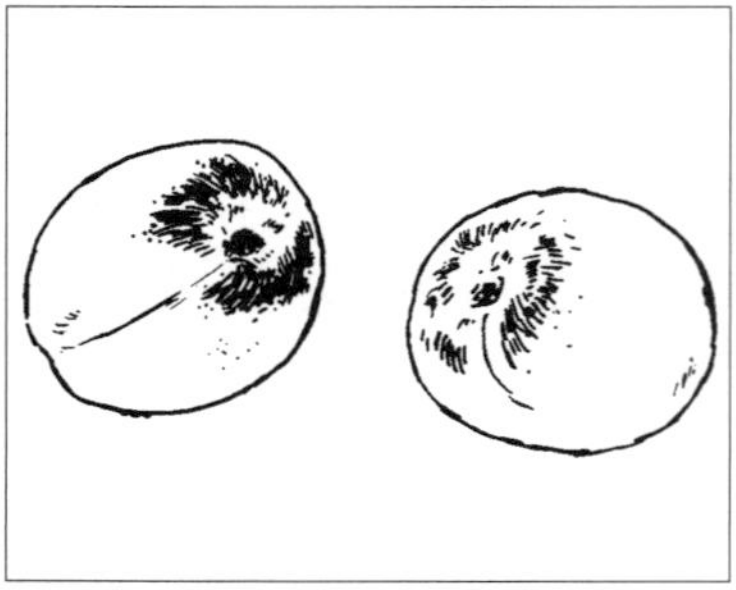
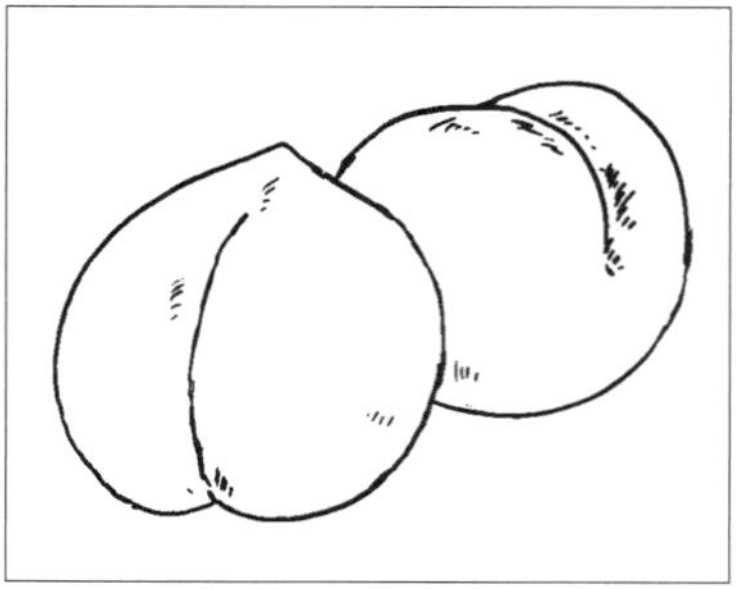

カード
23

5回目の授業
野菜

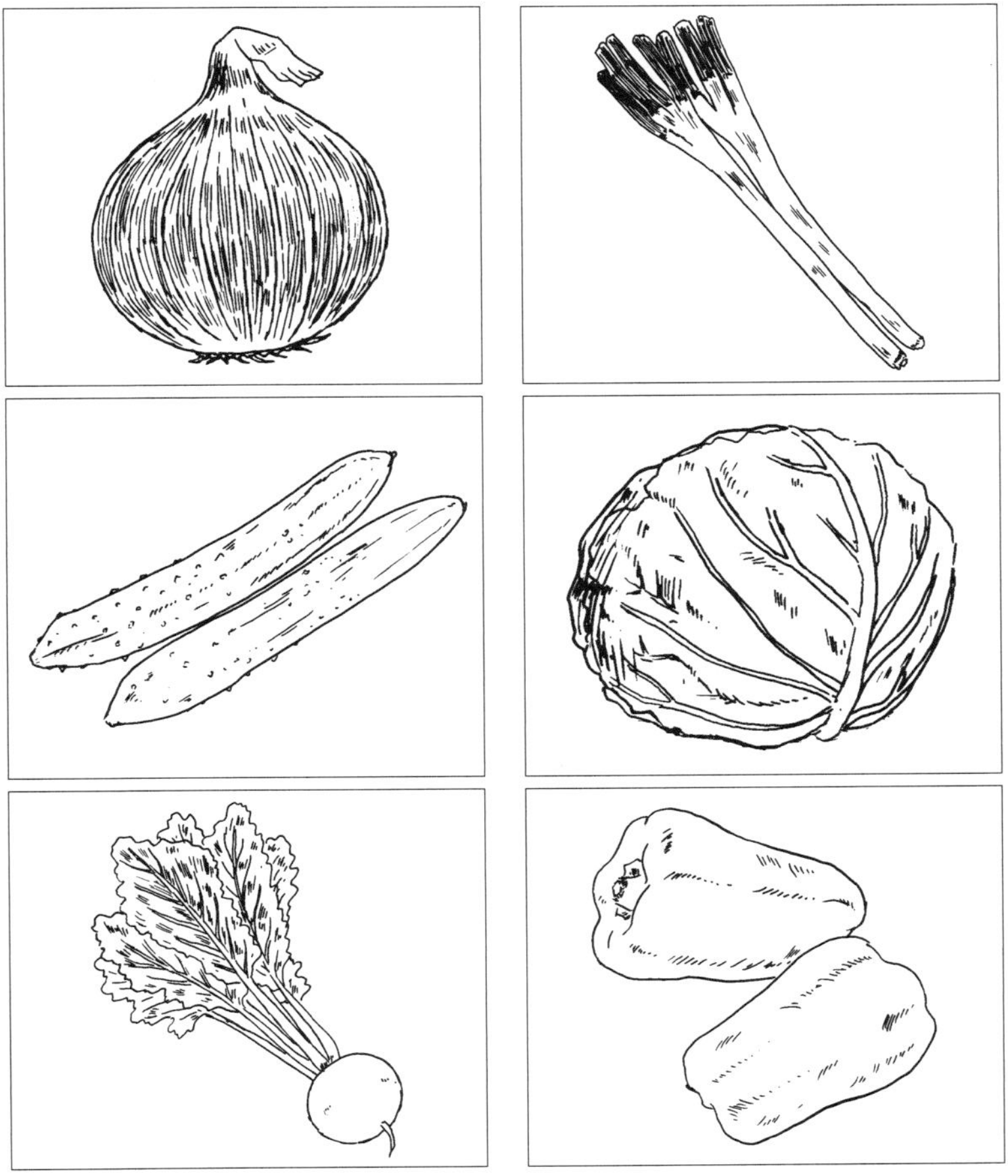

カード
24

5回目の授業
穀物

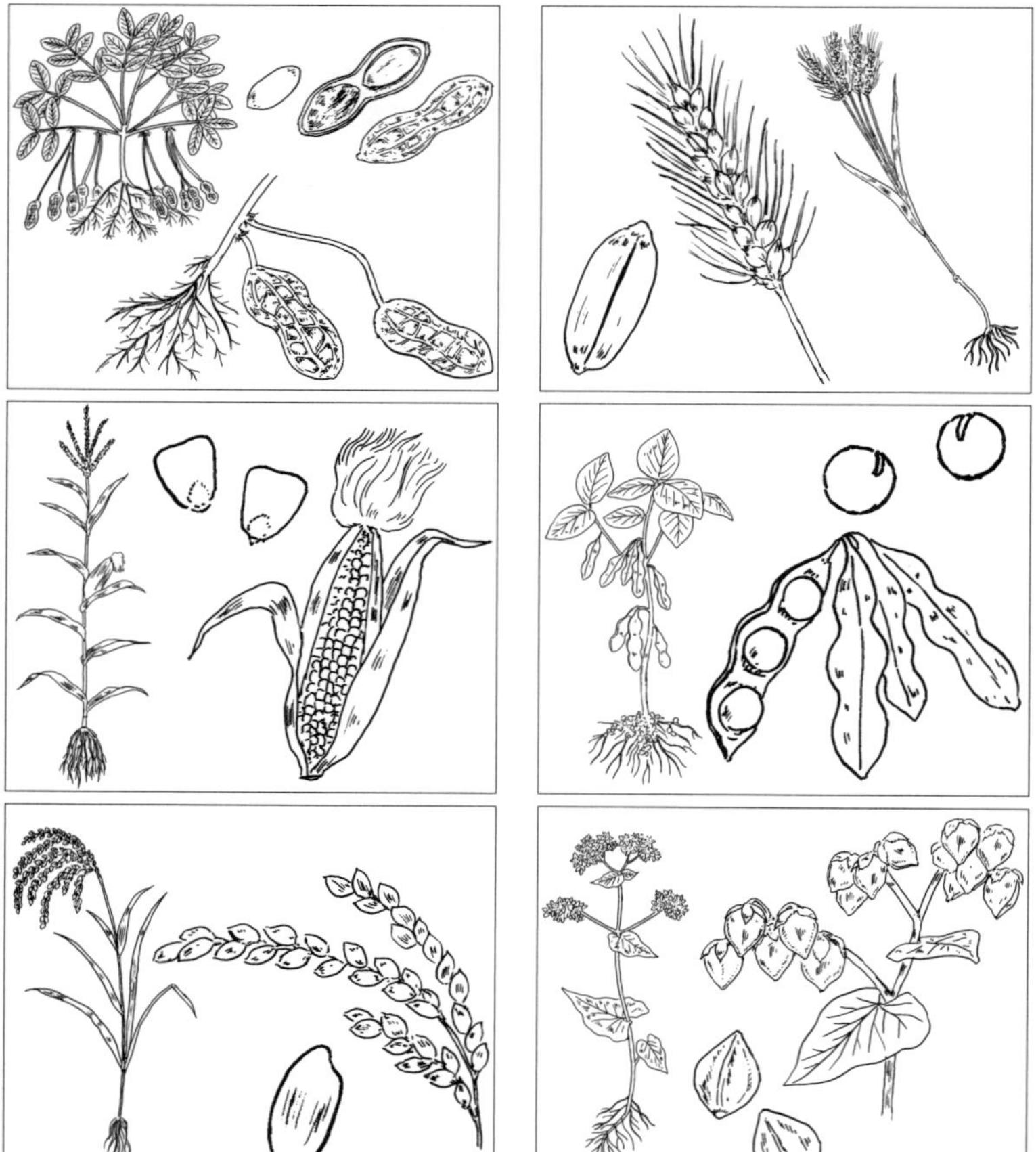

カード
25

5回目の授業

比較による味見

氏名

月日

	ケーキ No. 1	ケーキ No. 2
目で見てどちらが好きですか		
口に入れてどちらが好きですか		

（あてはまるところに○印をつけます）

第06回

触覚

Le toucher

子どもが感じたり表現したりする触感は、大人が意図するものとは違うかもしれません。感じ方や表現は一人ひとり違うことを忘れずに、そのまま受け止めましょう。

●教材

味覚の刺激の全体図（図1、51ページ）
触覚の図（図8、58ページ）
違った触感を感じるサンプル
天然炭酸水
冷たい水と熱い水
こしあんと粒あん
バタークッキーとリーフパイ[1]

ひき肉と一枚肉[2]（筋を切っていないもの）
新鮮な生卵[3]
洗面器
触覚、なめらかさとつぶつぶ、肉、生地の食べ比べ、生地と飲みもの（カード26～30、149～153ページ）

理論の説明

触感は、その役割があまり注目されない感覚です。しかし、味覚では重要な機能を持っていますので、子どもがしっかり意識できるようにしなければなりません。

再び「味覚の刺激の全体図」（図1）をもとに、触覚は食べものを味わっているあいだに関わることを示します。触覚を表す言葉は多いのですが、ほとんどの場合は気づかれません。触

1　バターと砂糖だけを使ったプレーンなものを用意します。リーフパイは、折り込みパイ生地に砂糖をふって焼いたものであれば、リーフ（葉）の形をしていなくてもかまいません。同じ材料で作られたクッキーとパイを用意し、食感をシンプルに比較できるようにしましょう。
2　同じ種類の同じ部位のものを使いましょう。
3　生で味わうので必ず新鮮なものを使いましょう。

覚より味とアロマのほうが優先して考えられるからです。それでも食べものが拒否される理由は味やアロマより触覚に結びついているほうが多いのです。それを納得するには、子どもたちに生卵の白身を飲めるかどうか聞いてみるだけで十分。子どもたちがドロッとした感触を受け入れられるか、拒否するかがよくわかります。

たとえばドロッとした感触は、日本料理や中華料理ではとても重要です。この段階では、いろいろな文化圏の料理を味わうことの大切さを強調します。異なる文化とのコミュニケーションは食習慣を共有できるとより成立しやすく、これはもっとも重要な点です。しかし、各自で習得しなければならないものなので、上手に扱わなければなりません。下手に強制すると、嫌いになり、そういう触感の食べものを前にすると体が拒否するまでになってしまうこともあります。

「触覚の図」(図8)を参考に、ザラザラ、さらさら、脂っぽい、かたい、やわらかい、まろやか、しなしな、ふっくら、クリーミー、とろとろ、さっぱり、筋が多い、ぬるぬる、サクサク、パリパリ、つぶつぶ、どろどろ、なめらか、すべすべ、つるつるなどの言葉を見つけます。そして、子どもたちにそれぞれの触感について例を挙げてもらいます。

ザラザラ=日本ナシ

さらさら＝砂糖水
なめらか＝プリン
クリーミー＝カスタードクリーム
とろとろ＝ポタージュ
どろどろ＝生卵の白身
サクサク＝折り込みパイ生地
脂っぽい＝バター
やわらかい＝はんぺん
筋が多い＝セロリ
さっぱり＝すまし汁
つぶつぶ＝つぶあん
ふわふわ＝チョコレートムース

ここで熱い、冷たいという温度の刺激も触覚に結びつけます。温度は触覚の印象を強くもすれば、弱くもします。たとえば、太陽の下に置かれたアイスクリームはやわらかく、さらには液状にまでなります。ところが、冷蔵庫から出したばかりのアイスクリームはかたく、同じ水でも冷たい水は熱い水より「さらっと」していません。また、ローストビーフの脂身は、冷えると凝固します。このように食べものを食べるときの温度の影響は、すでにお話ししたように、刺激全体に結びつくのです。

○触覚の言葉

かたい：手で切ったり、割ったりするのが難しい。鉄は非常にかたい金属。果物の種もかたい。石や木も、かたいと言えばかたい。

やわらかい（触感）：触ったり、圧力をかけると簡単に形を変える印象。チーズやバターはやわらかい。一部の果実はやわらかい。フルーツゼリー、一部のキャラメルもやわらかい。粘土もやわらかい。

やわらかい（食感）：簡単に切れて、細かくできる触覚。やわらかい肉は歯で簡単に切りわけられます。この言葉は、野菜やハーブ類にも使われます（やわらかいサラダ菜など）。焼きたてのパンもやわらかい。

ザラザラ：表面に凸凹《おうとつ》があるもの。おろし金はザラザラで紙ヤスリもザラザラ。これは渋味や収れん性を与える食べものにも使い、ザラつくなどと言います。

細粒状《さいりゅうじょう》：小さな粒状で表面がややでこぼこした感じ。砂は粒状で、一部のクッキーは粒状に崩れます。

どろどろ：べたついてどろりとした感じ。ジャムやハチミツ、ノリ、シロップなど。

べとべと：粉を練った生地はこの質感です。生焼けのパンはべとべとしています。チーズも口の中でべとべとする食感のあるものもあります。

つるつる：表面に凸凹がまったくないもの。リンゴの皮はつるつる。髪はつるつる。きれいに磨かれた表面はつるつる（大理石）。

ちくちく：「刺す」もので、傷がつく可能性も。ピンや針、トゲ（バラやアカシアの木）、クリのいが、ハリネズミのトゲ、ウニなど。ちくちくするという感じは新鮮なキュウリの表面やからしなど刺激が強いもの、酢をたっぷりきかせたソースを表現するのにも使われます。また、刺すような冷たさや、冷たい風など、温度の感触も。

（ビロードのように）なめらか：触るとビロードのようで、見かけもビロードのようなもの。桃の皮や一部の花の花びら（パンジー）はビロードのようになめらか。クリームも口のなかでなめらかな食感を与えます。

ぬるぬる：これは触ると油っぽい感じを与えるもの。油を含んだものや、油っこいものはこの感触があるでしょう。ソースやマヨネーズもぬるぬるしています。

つややか：触り心地が絹のようにきめ細やかで、やさしいもの。毛皮や髪はつややか、一部の葉っぱもつややか。鉱物には絹のように見えるものも。

ふっくら：これは形があって、やわらかいもの。たとえば、ふっくらした布（ふくらんでいて、手に優しい）。一部のケーキもふっくら（シフォンケーキ）。食パンや、ブリオッシュの中身もふっくらしています。

もろい：触ると細かくなってしまうもの。乾燥したクレープの皮はもろい。

水気が多い：押すと汁がたくさん出るもの。桃は水気が多く、肉も水気の多いものがあります。

○温度に関係のある言葉

氷のように冷たい：氷のようにとても冷たいもの（意味が転じて、一部の紙のように表面がつるつるしてつやがあるものにも使われる）。

冷たい：熱くないもの。風は冷たいときもあります。冬は川の水は冷たく、ポタージュはすぐに飲まないと冷たくなります。

ぬるい：熱いと冷たいのあいだ。ぬるい水、ぬるいお風呂。

熱い：熱を生じるか、熱のあるもの。熱いパン、熱いポタージュ、熱い焼きクリ、熱い水、熱い風……。

焼けるよう：火のようにとても熱いもの。焼けるような砂、焼けるような風、熱せられた金属、料理用オーブンのなか……。

実践してみましょう

○触覚

この授業では、でこぼこした感じから、やわらかい感じまでの違った触感のサンプル（木片など）を使います。子どもたちは、それぞれのサンプルに指をあて、触った印象を表現します。子どもにとっては多少強烈な印象のものもあり、楽しい授業になるでしょう。子どもたちはそれぞれ「カード26」に、サンプルを触って感じた印象と、好ましいか好ましくないかに○印をつけます。

○冷たい、熱い

・洗面器の準備
・8℃の水
・34℃のぬるま湯

・44℃のお湯

そのつど温度を確認して、子どもたちは5秒間手をつけて、印象（熱いか、ぬるいか、冷たいか）を言います。それをメモします。続いて、子どもたちに冷たい水、ぬるま湯、熱いお湯を飲んで味わって、その印象を言うように言います。このふたつのテストで子どもの温度の閾値、熱さ、冷たさの許容度がわかります。これらの結果は、とても豊かな情報を含んでいます。嗅覚の結果とつきあわせることもできるでしょう。それを子どもノートに記入します。

○なめらかとつぶつぶ

続いてこしあんと粒あんを比較して味わいます。この体験を利用して、子どもたちにこれまで学んだことを思い出すように言い、４つの基本味とアロマのバランスについて聞きます。それから食感に戻り、答えを「カード27」に記入するように言います。

○ひき肉と一枚肉

引き続き、同じ部位から取った肉のひき肉と一枚肉を比べて味わいます。調理法は同じで、フライパンで焼き、塩味をつけます。子どもは「カード28」に答えを書きます。これは選択方式で、やわらかさ、味、アロマなどであてはまるものに○印をつけます。

○どろっとしたもの

子どもたちに新鮮な生卵の白身を味わって、どろっとした感覚を記憶するように言います。ただし、無理にではなく、嫌な子はやめてもかまいません。結果は子どもノートに記入します。

○クッキーと折り込みパイ

違う種類の生地で作ったお菓子（学校で作ってもよいでしょう）、バタークッキーとリーフパイを食べ比べます。子どもたちはそれぞれの作り方を頭に入れたうえで、印象を「カード29」に記入します。最後に、子どもたちに14℃のオレンジジュースをコップ一杯ずつ与え、この飲みものを飲むときはどのお菓子がいいかを聞きます。好みの度合いは1から3の番号で、「カード30」に記入するようになっています。

カード
26

6回目の授業
触覚

氏名

月日

印象	サンプルの番号	好ましい（あてはまるところに○印をつけます）	好ましくない（あてはまるところに○印をつけます）
ザラザラ			
かたい			
やわらかい			
ごつごつ			
ふっくら			
つぶつぶ			
なめらか			
ふわふわ			
シュワシュワ＊			

＊たとえば、炭酸水の中に手を入れます。

カード
27

6回目の授業

なめらかさとつぶつぶ

氏名

月日

	こしあん	粒あん
おもに感じる味覚		
アロマ		
食感の印象		

カード
28

6回目の授業
肉

氏名

月日

	ひき肉	一枚肉
やわらかさ	かたい ふつう とてもやわらかい	かたい ふつう とてもやわらかい
味	おいしい とてもおいしい	おいしい とてもおいしい
アロマ	とてもひきたっている あまりひきたっていない	とてもひきたっている あまりひきたっていない
飲みこんだあとのアロマの持続性	短い 長い	短い 長い

あてはまるものに○をつけます。

カード
29

6回目の授業

生地の食べ比べ

氏名

月日

	お菓子の番号	好き	嫌い
バター クッキー			
リーフパイ			

カード
30

6回目の授業

生地と飲みもの

氏名

月日

	オレンジジュースと一緒に味わったときの好みの度合い		
バター クッキー	1	2	3
リーフパイ	1	2	3

第07回

Le goût face à certaines agressions

味覚を妨害するもの

子どもが主体的に感じて表現したことを受け止めましょう。感じ方や感じるものは人それぞれ違うことを忘れずに。また、子どもの表現や発言を評価しないように気をつけましょう。

●教材

味覚の刺激の全体図（図1、51ページ）
食堂の騒音を録音した音源
音源を再生する機器
タンニン酸[1]の水溶液1ℓにつき1g入れたもの
トウガラシ
小さな銅片（幅1cm、長さ5cm、厚さ0・5mm程度のもの）を子どもひとりに1枚
水（浄水、またはミネラルウォーター）

天然炭酸水
ラスク
バナナ
リンゴ[2]（熟し過ぎていないもの）
ヘッドフォンと音楽プレーヤー（使わなくてもよい）
サラダ菜
せんべい
オレンジジュース[3]（果汁100%のもの）
リンゴジュース[3]（果汁100%のもの）

1 手に入らない場合はこの体験は省いてもいいでしょう。カテキンを使う場合は水1ℓにつき1・5〜2mg入れます。ただし、カテキンは収れん性と同時に苦みも感じます。

2 シャキシャキとした食感があることが大切です。ふじなど歯ごたえがしっかりある品種を選ぶといいでしょう。

3 他のジュースに変更してもかまいません。2種類以上の果汁が入っているミックスジュースを使ってもいいでしょう。ただし、必ず果汁100%で加糖されていないものを使います。

4 開封後に缶の酸化によって発生する金属臭を体験するために使うので、缶詰の内側に腐食防止のコーティングをしていないものを選びましょう。

オイルサーディンの缶詰[4]（ブリキ缶で缶の内側が腐食防止コーティングされていないもの）
大根
コショウ
ミントタブレット[5]
プレーンヨーグルト（砂糖入り、子どもひとり当たり100g程度）
赤、緑、黄色の天然食用色素
パン
食べものの味覚を妨害するもの、音と食べもの、音と環境、その他の妨害（カード31〜34、164〜167ページ）

理論の説明

この授業では味覚を妨害するものについて説明します。妨害にはふたつの面があります。ある食べものや飲みものを味わうときに感じる妨害と、外部からの妨害です。外部からの妨害はまわりの環境にあり、それが食べる行為と結びつきます。たとえば、まわりの騒音やまわりの人々の動きなどです。

○「妨害と食べもの」の関係

食べものは、蚊に刺されたり、道でころんで肌をすりむいたり、サボテンに触って痛かったりなどと同じような刺激を身体に与えることがあります。これらは「味覚の刺激の全体図」(図1)によると「化学的な刺激」の欄に入るのがわかります。言葉で表すと金属的、収れん性、焼けるような感じ、刺すような辛みなど。これらは味ではありません。

金属的：この印象は一般に金属との接触によって生じます。容器の金属そのものが変化して嫌な匂いになるか、食べものが金属の容器に長く接触していたときなどがその例。飲みものの場合には、鉄や銅など金属性のものと接すると、感覚が変わって感じられることがあり、牛乳は空気に触れすぎると金属臭が生じます。紅茶(水分が適切に抜けていないもの)でも同じ体験をすることがあり、缶詰では、ブリキ缶の酸化による金属臭がよく見られます。一般にこれらはよくない印象を与えるので、取りのぞく方法を知っておかなければなりません。

5　フルーツなどのフレーバーがついていないものを選びましょう。

収れん性：粘膜が収縮することによって生じます。タンニンを含む赤ワインやコーヒー、ココアなどにも収れん性があり、この刺激は大人には簡単に受け入れられます。その意味で、ある程度の慣れが必要なものでしょう。

焼けるような感覚：焼けるような感覚とは、アルコールやトウガラシのような香辛料によって引き起こされる「熱い」感覚のこと。これも大人にしかわからない刺激と言えます。

刺すような辛み：特に飲みものによくある刺激。代表的なのは、炭酸水の炭酸ガス、野菜としては大根、タマネギ、ニンニクなど。コショウのような香辛料にもあります。

○「音の妨害」

音源は、おもにふたつあります。ひとつは、食べものを噛むときの音、もうひとつは外部の騒音です。これらは食べる人の感覚を変化させます。音はとても重要で、なかには騒音を我慢できない人もいます。そういう人にとっては、食べものを口に入れたときの音も、外からの音も騒音になります。

食べものを食べているときの音：口のなかで食べものは、「私はカリカリしています、パリパリしています、やわらかいです……」など、どんな性質かを語ってくれます。その意味で、音も味覚の世界の一部なのです。食べものはかじられると割れ、分割されながらその性質に特有の音を出します。子どもたちにとって、こうした音を覚えておくと役に立ちます。

騒音とまわりの環境：騒音は妨害です。さまざまな実験から、消化が騒音の影響を受け、また周囲の音で感覚が鈍化することがわかっています。食べものはその価値を失い、あまり味がしなくなるのです。騒音のなかで食べると、十分に食事を満喫した気になりません。食卓の会話もまた騒音の一種となりえます。食卓は演説の場でも、市場でもないのです。

○「その他の妨害」

食べものをめぐってはほかにもいろいろな妨害があり、美辞麗句を並べたてる広告も妨害のひとつ。また、消費者を惹きつけてだます香料や着色料も妨害と言えます。これらは問題にしなければならないテーマで、ここで取りあげるには範囲が広すぎますが、社会が子どもたちの弱みにつけ込んで、「これを買いなさい、あれを買いなさい」と広告でかりたてるのは、決して望ましいことではありません。

実践してみましょう

○「妨害と食べもの」

以下に述べる体験を行い、子どもたちの反応を「カード31」に記入します。

金属的な刺激：子どもたちに銅片を一瞬なめるように言い、それからコップ一杯の水で口をうがいさせます。次に前の晩に缶を開けて、4℃の冷蔵庫に入れておいたオイルサーディンの味見をさせます。

収れん性の刺激の記憶：子どもたちにタンニン酸の水溶液を味見して、その印象を記憶するように言います。「子どもノート」に子どもの反応を記入。パンを少し食べて、口に残ったこの感覚を「消します」。

焼けるような刺激：この印象を子どもたちにはっきり感じさせるために、トウガラシの小片を子どもの口元に近づけ、なめてみるように言います。そのあとパンをひと切れ食べ、この感覚を消します。子どもは同時にトウガラシのアロマにも気づくはずです。それから今度は、ミントタブレットを1粒味わうように言います。ミントの焼けるような刺激とフレッシュな感覚を覚えるように導きます。

刺すような辛み：普通の水と、炭酸水を飲み比べます。比べることで子どもたちにも違いがわかり、炭酸ガスによる刺すような辛味に気づきます。大根のような野菜にも同じような刺激があるので、授業で味わってもよいでしょう。コショウもやはり辛いです。

○「音の妨害」

音と食べもの：音が食べものの味にどのような影響を与えるのか子どもたちがはっきり感じるために、以下の体験を行います。

熟し過ぎていないリンゴを食べて、リンゴを嚙むときのシャキシャキという音を記憶します。この機会を利用して、視覚や嗅覚など味覚に関わる他の刺激とも結びつけて、表現するように子どもたちを導きます。リンゴと対比させる意味でバナナを味わい、やわらかさと、嚙んでも「音がしない」食べものの印象を表現します。このふたつの体験の子どもたちの反応を「カード32」に記入します。

ヘッドフォンを耳にあてて何かを聞きながらものを食べてみましょう。すると口のなかの音が小さくなり、食べる音がよく聞こえないことがわかります。この体験によって、食べるときは耳を開けておくのが必要なことがわかります。

さらに、子どもたちはラスクを味わいます。するとリンゴよりも乾いた音がすることがわかります。また、ここでサラダ菜を味わい、また違う感触があるのを気づくように導きます。続けてせんべいを味わい、パリパリとした印象を記憶します。

音と環境：オレンジジュースとリンゴジュースを合わせたものを飲みます。子どもはこの飲みものについての印象を「カード33」に書きます。次に食堂の騒音の録音を聞き、15秒後、子どもたちはさっきと同じ飲みものを味わいます。ここで子どもたちは同じ「カード33」に再び印象を書きます。子どもたちに、最初と騒音を聞いたあとでは、印象が違っているかどうかを聞きます。

子どもたちには、騒音が味覚を「にぶらせる」ことを説明します。騒音によって子どもたちの味覚を認識する能力は弱まっているでしょう。子どもたちは過剰な音によって感覚の喜びを失ったのです。

その他の妨害：４種類のヨーグルトを配ります。

・プレーンヨーグルト
・赤で着色したヨーグルト
・黄色で着色したヨーグルト
・緑で着色したヨーグルト

味見したあと、「カード34」に色や甘味、酸味などを1、3、5の三段階で評価して書くように言います。はたして色は味覚にプラスをもたらすのでしょうか？ それともイメージに影響するだけなのでしょうか？

カード
31

7回目の授業

食べものの味覚を妨害するもの

氏名

月日

許容度	低い	ふつう	高い
金属的な刺激			
収れん性の刺激			
焼けるような刺激			
刺すような辛み			

カード
32

7回目の授業
音と食べもの

氏名

月日

リンゴとバナナの印象

次の食べ物を食べたときの音は好きですか？（どちらかに◯をつけなさい）

リンゴ	はい	いいえ
バナナ	はい	いいえ

カード
33

7回目の授業
音と環境

氏名

月日

特色	ミックスジュース		
	弱い	ふつう	強い
甘味			
酸味			
リンゴのアロマ			
オレンジのアロマ			

（あてはまるところに○印をつけます）

カード
34

7回目の授業
その他の妨害

氏名

月日

印象	プレーン ヨーグルト			赤のヨーグルト			黄色の ヨーグルト			緑のヨーグルト		
好きな色	1	3	5	1	3	5	1	3	5	1	3	5
甘味	1	3	5	1	3	5	1	3	5	1	3	5
酸味	1	3	5	1	3	5	1	3	5	1	3	5
ねっとり感	1	3	5	1	3	5	1	3	5	1	3	5
好感度	1	3	5	1	3	5	1	3	5	1	3	5

（1、3、5で評価。あてはまるところに○印をつけます）

第08回

私たちの地方

Connaître sa région

この回を実践する季節に試食用の食材がない場合は、100%果汁のジュースや水煮缶を使います。砂糖やその他の調味料など素材以外のものが添加されていないものを選びましょう。加工品ではなく、必ず天然のものを使います。

●教材

味覚の刺激の全体図（図1、51ページ）
日本の白地図（カード14、126ページ）
日本の地方と都道府県のリスト（カード15、127ページ）
味覚と地方（カード16〜20、128〜132ページ）
日本の白地図（カード35、180ページ）
都道府県のリスト（カード36、181ページ）

日本の気候区分図（カード37、182ページ）
日本の地形図（カード38、183ページ）
日本の稲作、畜産業、野菜の生産、果物の生産、水産業の地図（カード39～43、184～188ページ）
試食カード（カード44、189ページ）
日本の地方　子どもの反応（カード45、190ページ）
牛乳またはパンとバター
ゆでたじゃがいも（無味）
リンゴ
サクランボ
小さいおにぎり（コシヒカリなど新潟産の米で作ったもの）
二十世紀梨
サンマ
スパゲッティ・ナポリタン
生ワサビ（子どもの前でおろします）
天然のヒノキオイル（小さな瓶に入れたもの）

ふかしたサツマイモ
ぶどう
牡蠣
讃岐うどん
黒糖

理論の説明

農産物と、そこから生まれる食糧資源は、その国の気象条件と直接に関係があります。そこに郷土色が加わって、その地方の特色がはっきりとした形になります。

南北に細長い日本列島は、北は亜寒帯から南は亜熱帯まで、さまざまな気候区分に属しています。四季の区別がはっきりしていて、季節によって気候が変わる地域が多く、また季節風や海流の影響でも地域によって気候が異なります。また、中央に標高が高い山が連なる山脈があることで、日本海側と太平洋側でも気候が違います。たとえば、冬は日本海側では曇りや雪または雨の日が多い一方、太平洋側では晴れの日が多くなるなどです。

○日本の気候区分図のカード（カード37）

この図から自然の気候によって地域が分かれるのがわかります。気候が土壌に大きな影響を与えるので、地方ごとに違った特色が表れるからです。そして、気候による区分は行政的に分けられた地方や県とは違うこともわかります。

○日本の主な農産物と水産物のカード（カード39〜43）

これをみると、土地の適正に合わせて農産物の生産地が分布していることがわかります。輸送網の発達によるスピード化や品種改良、農業技術の発達によって生産体制は変化していますが、各地方の昔ながらの生活習慣や食生活はまだ残っています。海に囲まれている日本は、変化に富んだ海岸線や異なる海流の影響から、水産物も地方ごとに特色があります。

稲作、畜産業、野菜、果物、水産業の地図を見ながら、各地方の農産物と水産物について考えましょう。

このように地方について取り上げると、それがそのまま豊かな教育になります。気候と自然条件がどのように農産物や水産物に結びついているかがわかり、郷土料理の特色も理解できるようになります。いくつかの例をあげるだけで、地方の特産物と郷土の味覚に緊密な関係があることがわかるでしょう。

たとえば、雨が少ない瀬戸内地方にある香川県は米があまり取れず、代わりに良質の小麦と塩が取れることから、米文化ではなくうどん文化です。また北海道は、現在でこそ品種改良と農業技術の発達によって稲作が盛んになりましたが、かつては寒冷な気候から米が育たず不毛の地と呼ばれた時代もありました。そこで米の代わりに作られたのが寒さに強く冷害の影響が少ないじゃがいもで、今でも北海道はじゃがいもの一大産地です。また北海道では、その冷涼な気候を生かした酪農も盛んです。

実践してみましょう

○日本の地方

子どもたちにいくつかの都道府県に番号がふられた日本の白地図を配ります（カード35）。別に都道府県の名前を書いたリスト（カード36）を配り、子どもたちにこれと思う地方の番号をあてはめるように言います。この勉強は5回目ですでにやっているのですが、ここでもう一度行うことで、子どもたちが進歩したかどうか、日本の食べものの地理に興味があるかどうかなどを確認できます。

○日本とその気候

日本の都道府県が全て出ている日本の白地図（カード14、126ページ）の上に、寒くて雪が多い6県に○印をつけます。次に、夏に雨が多くて蒸し暑く、冬は乾いた晴れの天気が多い8県に○印をつけます。そのあと、日本の気候区分図（カード37）を渡して確認してみましょう。また、日本の地形図（カード38）で地形がどのように気候と関係しているかについても考えてみましょう。

○味覚と地方

5回目で使った、各地方の風景とその地方特有の食べものを結びつけるカードをまた使います。試食する食べもの1種類につきカード44を1枚ずつ用意し、試食した印象を記録します。子どもの反応はカード45に記録します。（カード45は、子どもの関心度を確認するためのものです。正解数の比較や評価につながらないよう注意しましょう）

北海道気候：北海道の気候は、夏は涼しく冬の寒さが厳しいのが特徴です。1年を通じて降水量は少なく、梅雨がありません。台風の影響もほとんど受けないのでからっとした天気が多いようです。海流の影響などから、太平洋沿岸、オホーツク海沿岸、日本海沿岸の気候にはそれぞれ特有の特徴があります。

北海道（カード16　上）：牛舎とサイロのある風景は北海道ならではのもの。結びつけられる農産物は牛乳やバターなどの乳製品です。牛乳を一口味わいましょう。バターをぬったパンを一切れ味わうのもいいでしょう。

北海道（カード16　中）：地平線まで広がる広大な大地も北海道ならではの風景です。結びつけられるのはじゃがいもです。ゆでたじゃがいもを一口味わいましょう。

日本海側気候：冬の降水量が多いのと北西からの季節風の影響で雪が多く、山沿いの地域は豪雪地帯となります。夏は晴れた日が多く、気温も高め。台風の影響はほとんどありません。

青森県（カード16　下）：ねぶた祭りで有名な本州最北端に位置する青森県と結びつく農産物はリンゴ。青森県の津軽平野では、寒冷な気候をいかしたリンゴ栽培が盛んです。リンゴを一切れ味わいましょう。リンゴの季節ではない場合は、１００％果汁のリンゴジュースを使ってもいいでしょう。

山形県（カード17　上）：山形県の蔵王連峰は有名なスキー場のイメージの代表でしょう。

山形は霜害《そうがい》と台風の被害が少なく、6~7月の湿気と雨が少ないのが特徴です。その気候をいかしたサクランボの栽培は日本一の生産量を誇ります。サクランボは桜桃とも呼ばれています。サクランボを味わいましょう。サクランボの季節でない場合は果汁100%のサクランボジュースを使ってもいいでしょう。

新潟県(カード17 中):新潟県といえば水田とトキでしょうか。そしてこの県の特産はなんといっても米。日本の穀倉地帯と呼ばれる地域の中でも1位、2位を争う産地です。日本三大河川のひとつである信濃川の下流に広大な越後平野が広がり、冬の間に山に積もった雪の雪解け水が豊富な水資源となって水不足の心配がなく、夏は気温が高くなるので、稲作にとても適しています。小さなおにぎりを味わいましょう。

鳥取県(カード17 下):鳥取県のシンボルは鳥取砂丘。そして、特産物は二十世紀梨です。中国山地が日本海側にせり出した形で横たわっている地形のため山が多く、急斜面でも栽培できる二十世紀梨が適していました。温暖な気候で土壌の水はけがよく、台風の被害が少ないという自然条件も梨の栽培には合っています。梨(できれば二十世紀梨)を一切れ味わわせましょう。梨の季節でない場合は果汁100%の梨ジュースを使ってもいいでしょう。

太平洋側気候：夏は南東からの季節風の影響を受けて雨が多く、蒸し暑いのが特徴です。冬は北西からの季節風の影響で山越しに冷たい乾いた風（からっ風）が吹き、乾いた晴れの天気が多くなります。台風の影響を受けます。

岩手県（カード18　上）：岩手県を中心に青森県の東南部から宮城県にかけてつながる海岸は三陸海岸と呼ばれ、多くの入江からなるリアス式海岸として有名です。三陸海岸の沖は寒流の親潮と暖流の黒潮がぶつかることから、古くから豊かな漁場として知られています。結びつく食べものはサンマでしょう。サンマを一切れ味わいます。サンマの季節でない場合は水煮の缶詰を使ってもいいでしょう。

神奈川県（カード18　中）：神奈川県の横浜港には西洋文化の窓口として開かれた港のイメージがあります。食文化だけでなくさまざまな西洋文化が横浜に伝わり、それが日本文化と融合して独自の文化が発展しました。和洋折衷の文化が多く生まれている横浜と結びつく食べものは、日本独自に発展した洋食でしょうか。スパゲッティのナポリタンを一口味わいます。

静岡県（カード18　下）：静岡県のイメージといえば、太平洋側から望む雄大な富士山でしょう。うなぎの養殖やお茶の栽培で知られていますが、日本一のワサビの産地としても有名です。ワサビの育成には変化が穏やかな気温と、一年を通して一定した水温、澄んだ水質を兼ね備えた豊富な水が必要です。ワサビの匂いをかぎます。この機会を利用して、刺激が強い匂いをかぐには、胸の高さにもってきて、それから静かに鼻に近づけることを伝えます。

三重県（カード19　上）：伊勢神宮は三重県を代表するイメージです。そして真珠の養殖と並んで盛んなのが林業。温暖多雨な気候や、砂と小石に富む急で険しい土壌をいかして質の良いヒノキが生産されています。ヒノキオイルを用意して、匂いをかぎましょう。

鹿児島県（カード19　中）：九州地方は火山が多いことで有名ですが、桜島は鹿児島のシンボルです。そして結びつく食べものはさつまいも。火山の噴火による火山灰などの火山噴出物が堆積したシラス台地は水はけがよく、サツマイモの栽培に適しています。ふかしたサツマイモを一切れ味わいましょう。

中央高地気候：季節風の影響を受けにくいため、1年を通じて降水量が少なく、夏と冬、昼と夜の気温の差が大きいのが特徴です。

山梨県（カード19　下）：雄大な富士山を望む盆地は山梨県の甲府盆地のイメージです。夏の気温が高くて水はけがよい甲府盆地は、ぶどうやももの栽培が盛んです。ぶどうを一粒味わいましょう。ぶどうの季節でない場合は果汁１００％のぶどうジュースを使ってもいいでしょう。

瀬戸内気候：夏は四国山地、冬は中国山地が季節風をさえぎるので、1年を通じて晴れの天気が多く、雨が少ないのが特徴です。

広島県（カード20　上）：広島の代表的なイメージといえば厳島神社でしょうか。潮流と波風が穏やかで、山から有機物質を運ぶ5本の川が流れ込む広島湾は牡蠣の養殖にとても適しています。牡蠣を味わいます。牡蠣が苦手な子どもには強要しません。

香川県（カード20　中）：日本のオリーブ栽培といえば、香川県の小豆島が有名です。オリーブは香川県の県花・県木にもなっています。香川県と結びつく食べものは讃岐うどん。うどんを一口味わいましょう。

南西諸島型気候：1年を通して気温が高く、雨は多いのですが霜や雪は見られません。台風の影響を多く受けるのも特徴です。沖縄、奄美諸島、小笠原諸島がこの区域に含まれます。

沖縄県（カード20　下）：沖縄県と言えばシーサーと首里城がおなじみです。そして代表的な農産物といえばサトウキビでしょう。温暖で雨の多い気候がサトウキビの栽培に適していますさらに、台風の影響が多い沖縄では、サトウキビが台風に強いことも栽培が盛んな理由です。サトウキビの汁を精製せずに煮詰めた黒糖を一口味わいます。

この8回目の授業は昼食時に行い、体験用の食べものをそのまま昼食にします。

カード
35

8回目の授業

日本の白地図

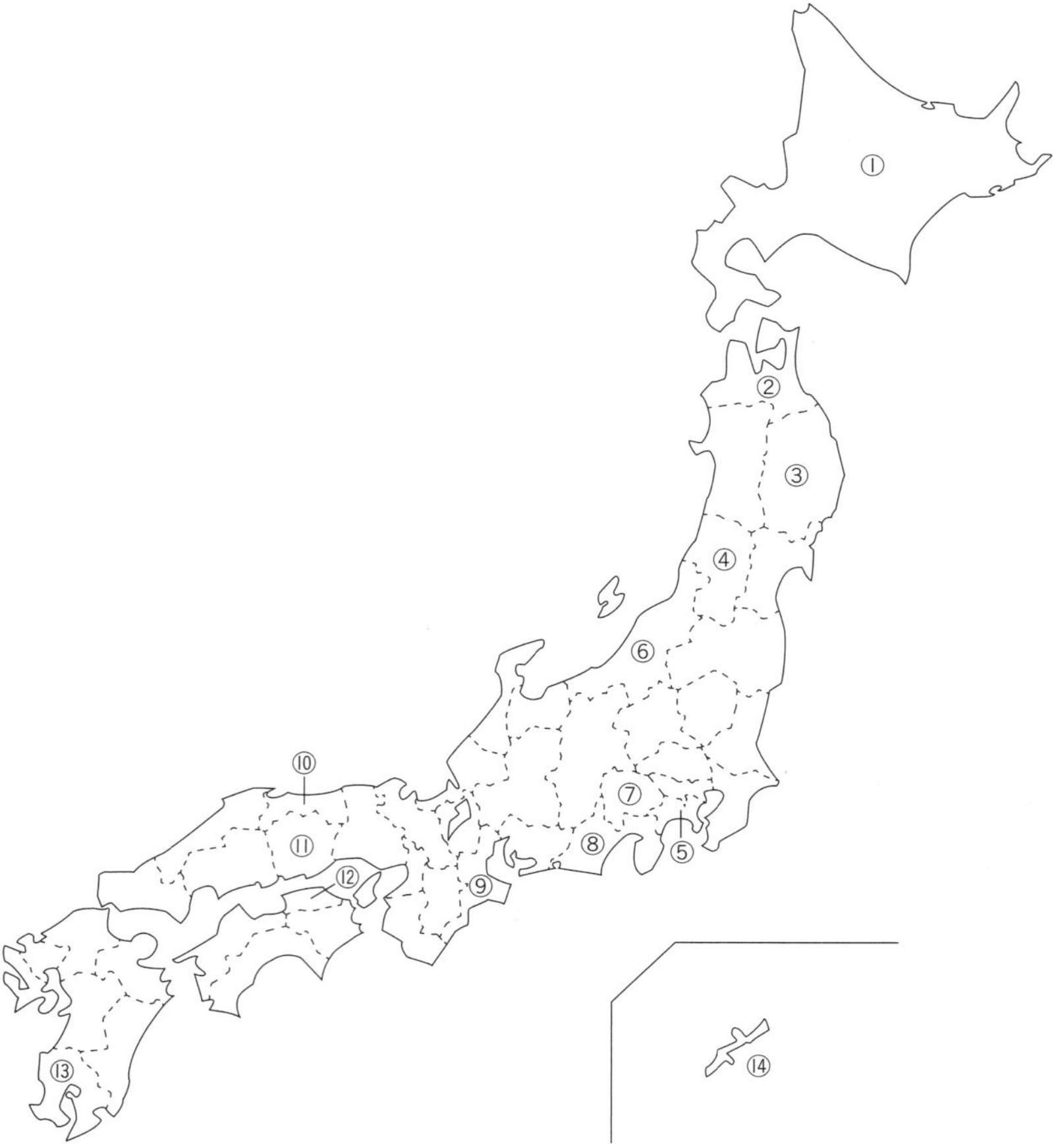

カード
36

8回目の授業
都道府県のリスト

北海道
青森県
岩手県
宮城県
秋田県
山形県
福島県
茨城県
栃木県
群馬県
埼玉県
千葉県
東京都
神奈川県
新潟県
富山県
石川県
福井県
山梨県
長野県
岐阜県
静岡県
愛知県
三重県
滋賀県
京都府
大阪府
兵庫県
奈良県
和歌山県
鳥取県
島根県
岡山県
広島県
山口県
徳島県
香川県
愛媛県
高知県
福岡県
佐賀県
長崎県
熊本県
大分県
宮崎県
鹿児島県
沖縄県

カード
37

8回目の授業
日本の気候区分図

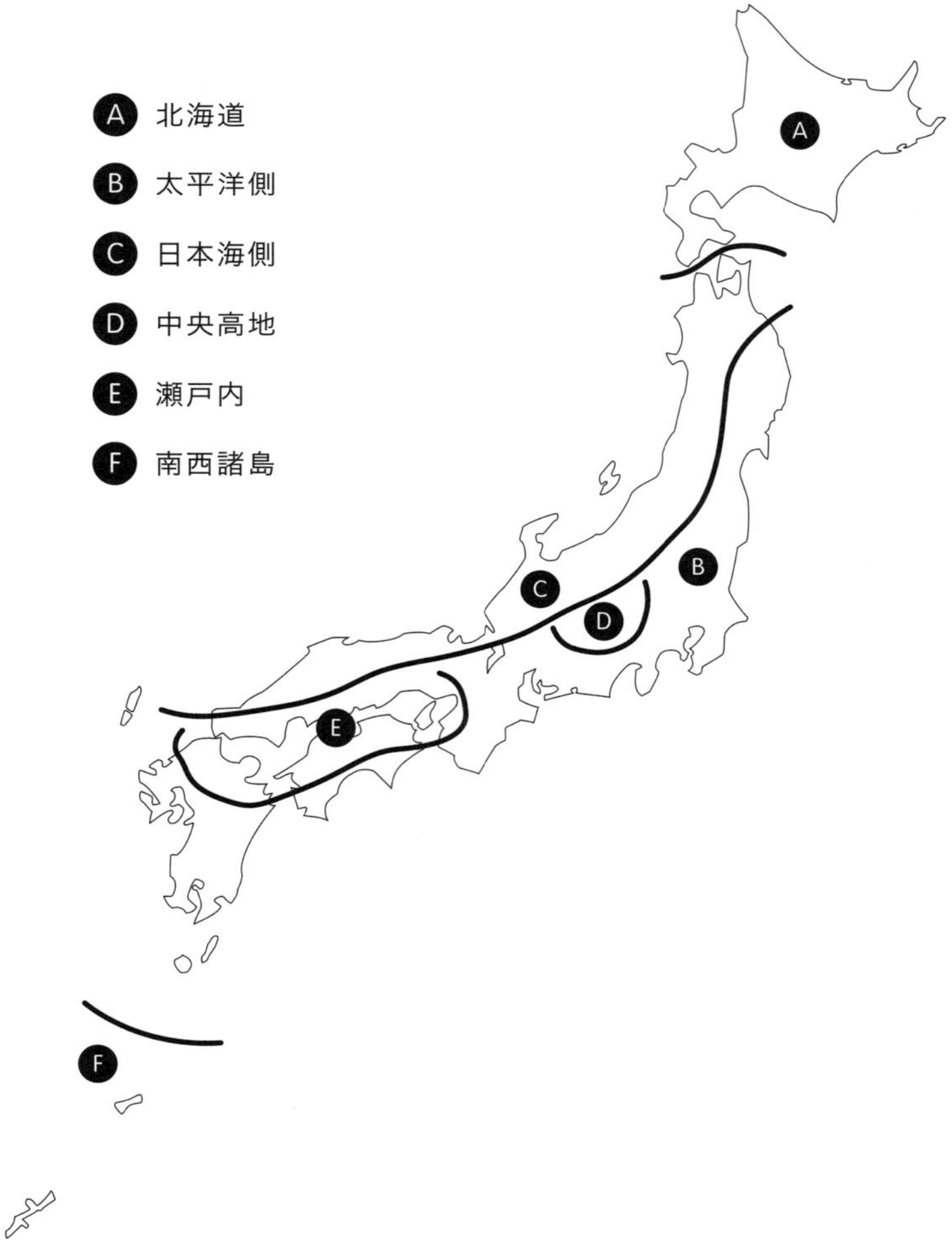

カード
38

8回目の授業
日本の地形図

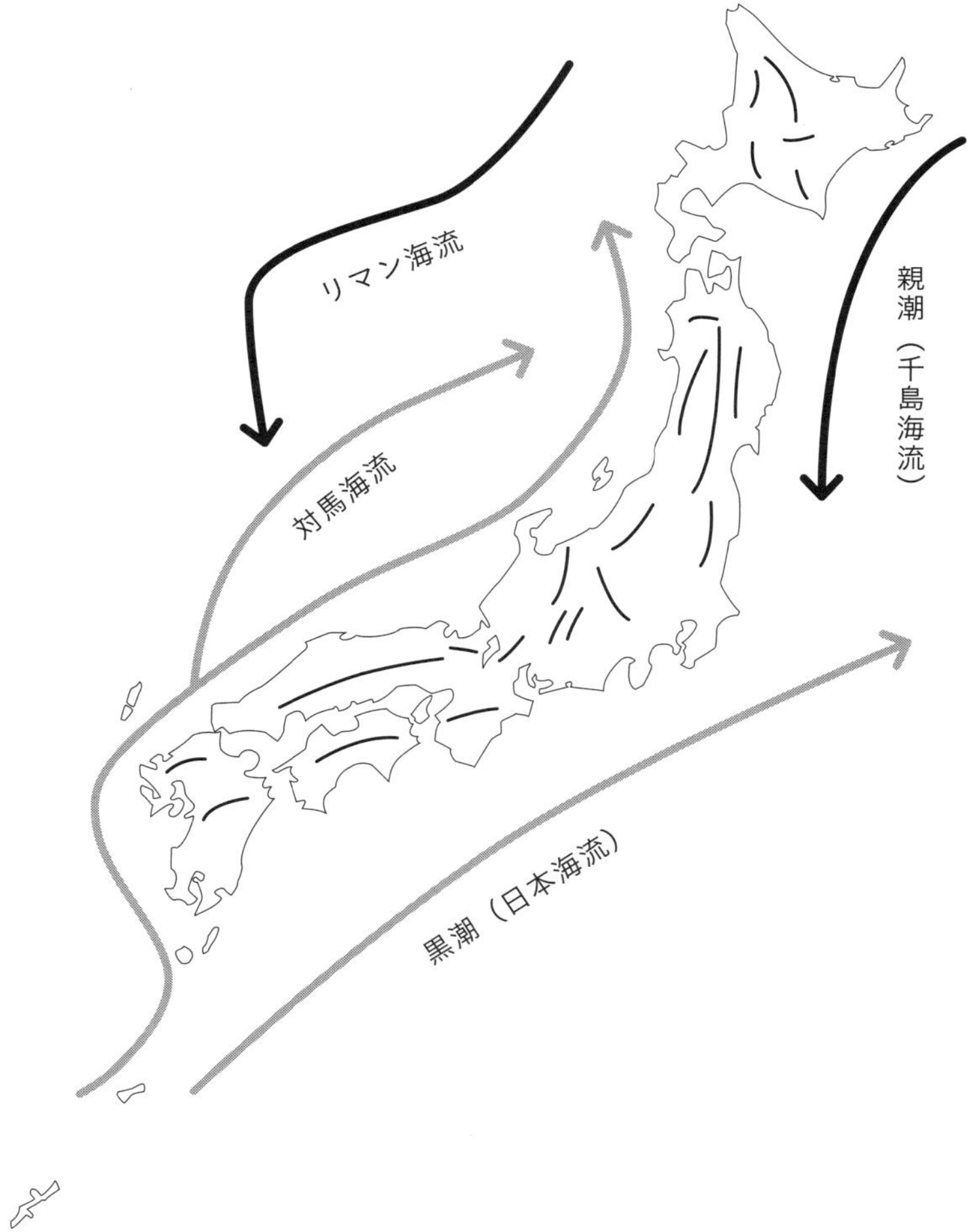

カード
39

8回目の授業

稲作が盛んな地域

1. 上川盆地
2. 石狩平野
3. 津軽平野
4. 秋田平野
5. 北上盆地
6. 庄内平野
7. 越後平野
8. 仙台平野
9. 関東平野
10. 長野盆地
11. 富山平野
12. 濃尾平野
13. 広島平野
14. 高知平野
15. 筑紫平野
16. 宮崎平野

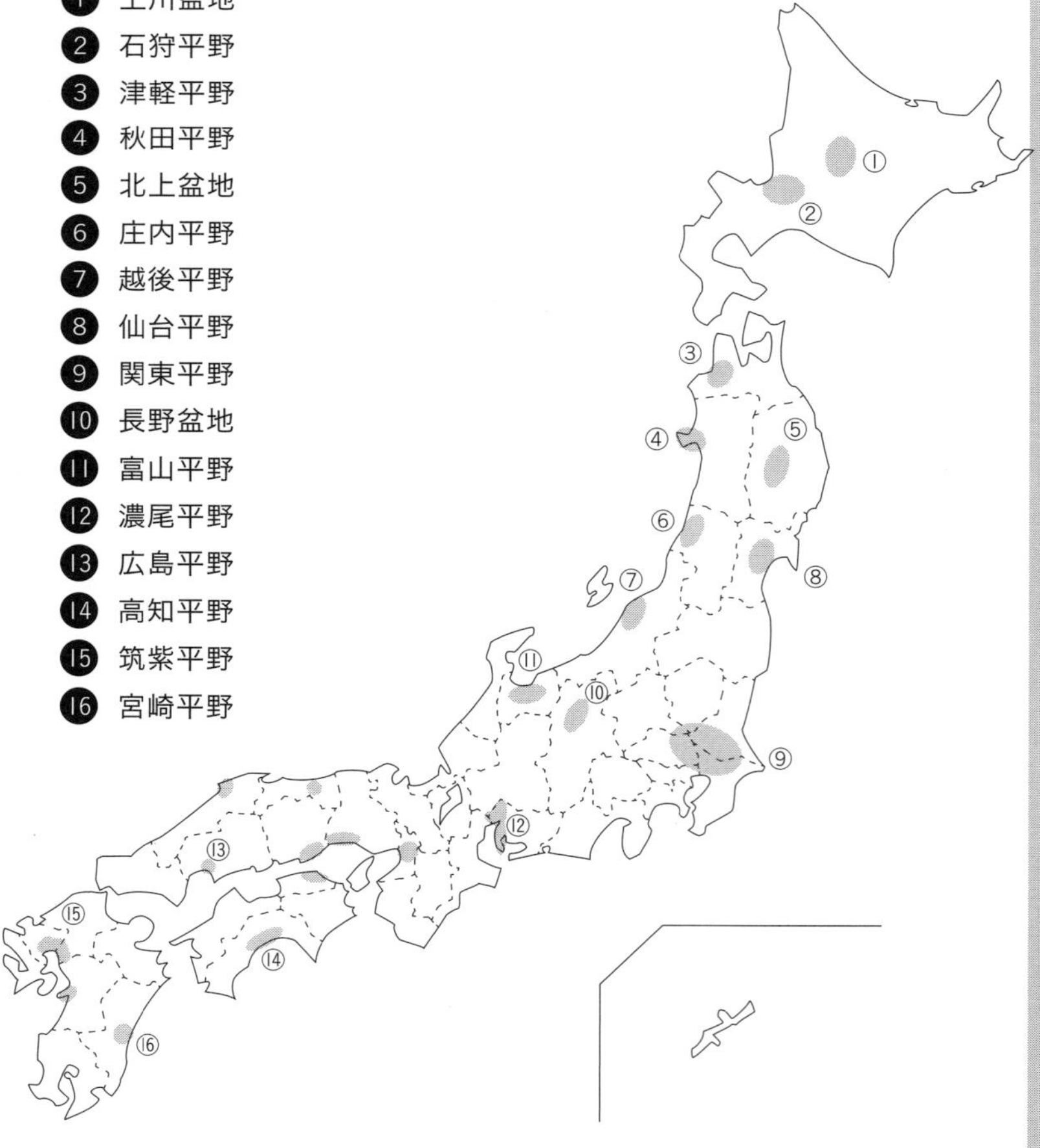

カード
40

8回目の授業
畜産業が盛んな地域

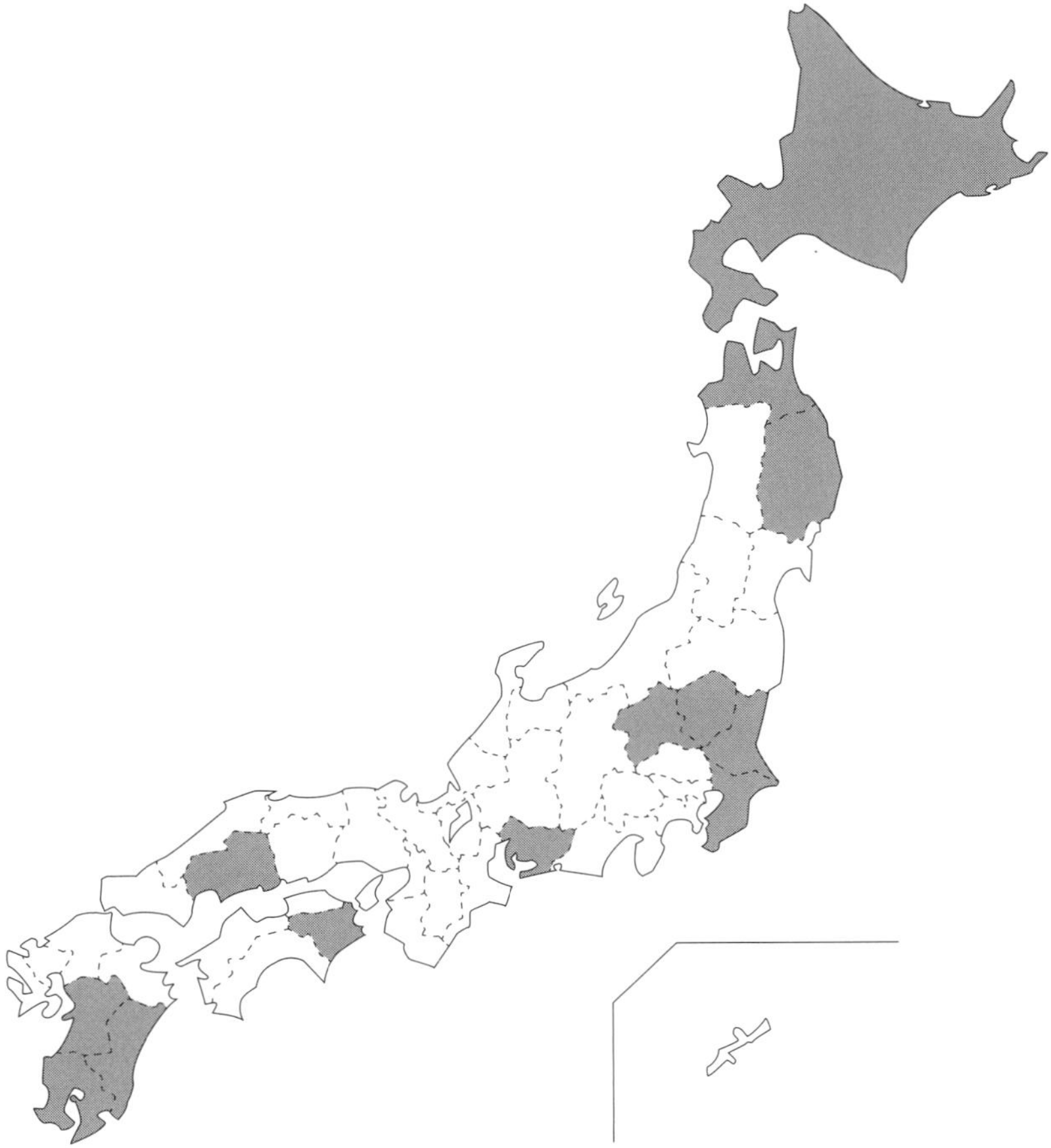

カード
41

8回目の授業

野菜の生産が盛んな地域

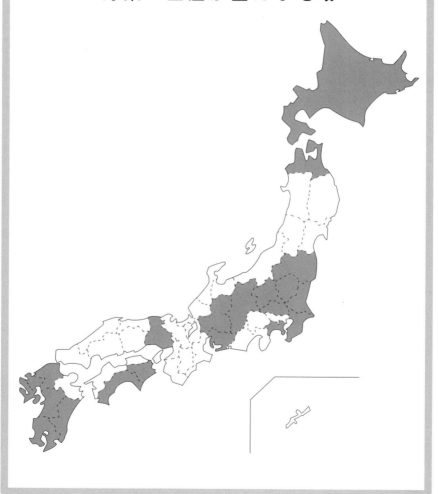

カード
42

8回目の授業
果物の生産が盛んな地域

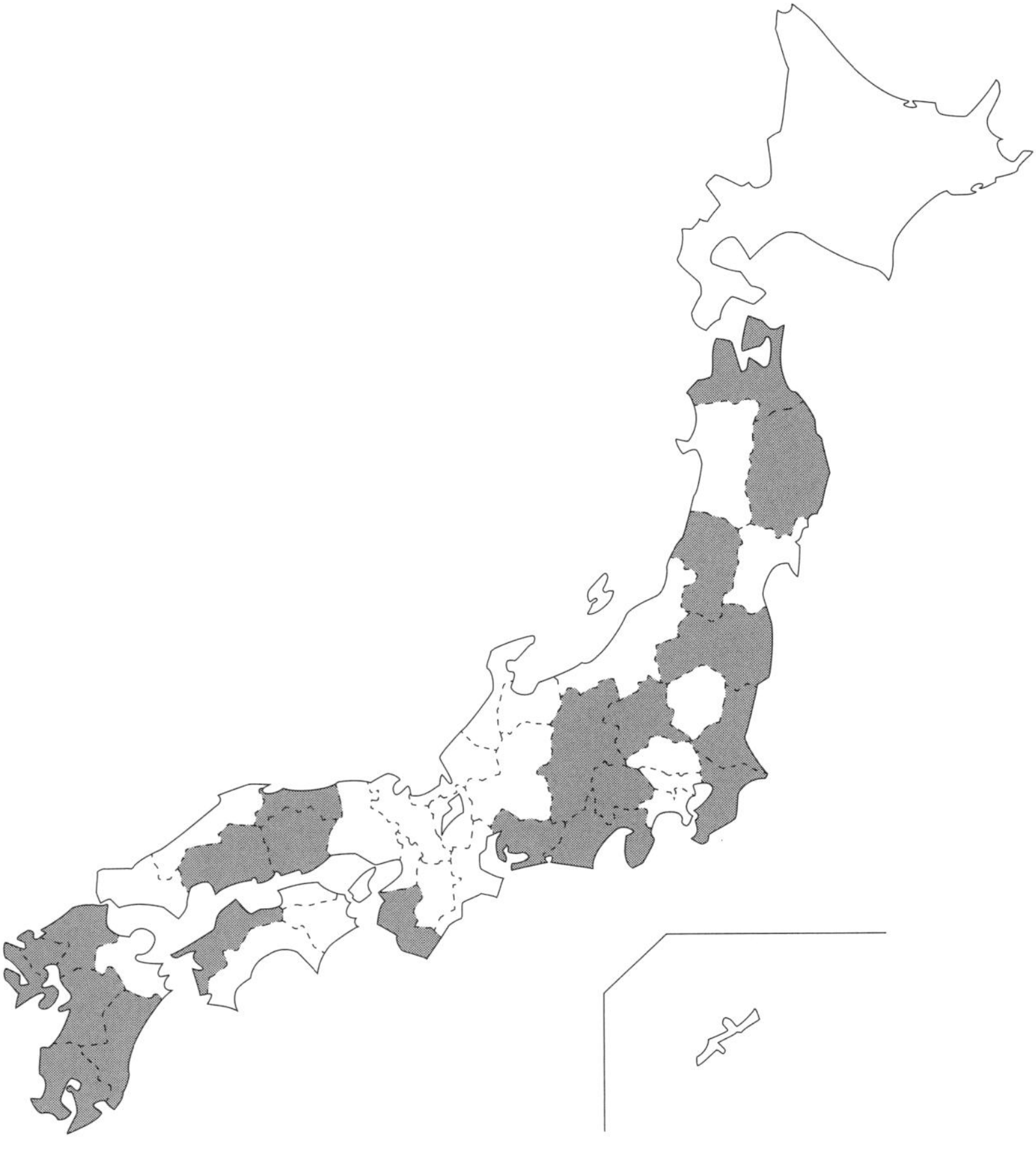

カード
43

8回目の授業

水産業が盛んな地域

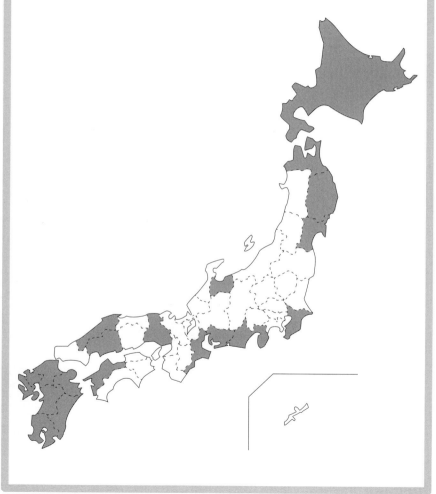

カード
44

8回目の授業

試食カード

名前

試食した日

試食した食べもの

色		
匂い	弱い	強い
触感		
食感	固い	やわらかい
水分の多さ	少ない	多い
強く感じた味	甘味 塩味	苦味 酸味

カード

45

8回目の授業

日本の地方
子どもの反応

子どもの名前	14の都道府県のうち名前がわかった数	寒くて雪が多い県がわかった数	夏蒸し暑く冬乾燥している県がわかった数	地方の風景と食べものが結びつけられたかどうか

第09回

まとめ

Récapitulation

これまで取り組んできた経験を総動員して食べものと向き合います。子どもたちの五感を使って感じる力や表現力、語彙力にどのような変化が見られたかを観察しましょう。評価をしたり子ども同士を比較したりしないことを忘れずに。

●教材

味覚の刺激の全体図（図1、51ページ）
刺激の経路の図（図9、59ページ）
舌の図（図3、53ページ）
味覚と嗅覚と脳の図（図5、55ページ）
レモンキャンディー[1]
イチゴババロア[2]

炊きたてのご飯
冷えたご飯
絹ごし豆腐[3]
木綿豆腐
厚揚げ
高野豆腐（水で戻したもの）
醤油
納豆[4]
きな粉
甘口米みそ[5]（白みそなど）：お湯100mlあたり5g溶いたもの
辛口米みそ[5]（信州みそ、仙台みそなど）：お湯100mlあたり5g溶いたもの

1 レモンキャンディーはオレンジやイチゴなど他の果物のものでもかまいません。
2 イチゴババロアは、他の果物のものでもかまいません。
3 豆腐二種類（絹ごし、木綿）と厚揚げ、高野豆腐は味つけをせず、素材そのものを味わせましょう。
4 納豆ときな粉も味つけをせず、素材そのものを味わわせます。
5 それぞれ甘口米みそ、辛口米みそ、豆みそ、麦みそであれば名称や地方は違うものでかまいません。

豆みそ[5]（八丁みそなど）：お湯100mlあたり5g溶いたもの

麦みそ[5]（瀬戸内麦みそなど）：お湯100mlあたり5g溶いたもの

かつおだし：水1ℓに対し20gのかつお節でだしをとり、5gの塩を入れたもの

こんぶだし：水1ℓに対し20gのこんぶでだしをとり、5gの塩を入れたもの

煮干しだし：水1ℓに対し30gの煮干し（いりこ）でだしをとり、5gの塩を入れたもの

シイタケだし：水1ℓに対し20gの干しシイタケでだしをとり、5gの塩を入れたもの

大豆製品、みそ、だし（カード46～48、それぞれ199、201、202ページ）

理論の説明

食べものと脳のあいだでは情報交換が行われていて、お互いに質問を投げあっては答えています。たとえば目はこう言います。「木から取りたてのこの桃はとてもきれいです。表面の赤紫色は、なかで白い実がすっかり熟れているのを教えています」。脳はそれをインプット、手に指令を出してその桃をつかみ、匂いをかぐように言います。鼻は熟した桃の匂いを確認し、脳がまたそれをインプット、手に指令を送ります。表面がビロードのような桃を口に持っていくように言うのです。そこで口は桃を含んで閉じます。するとたくさんの情報が大脳皮質に届き、インターネットの回線のように通信で埋めつくされます。桃はこう語ります。「私は水気

があって、やわらかく、果汁にはかすかな酸味があって甘いです。私のアロマは桃そのもの、木から取りたてなので、まだ太陽のあたたかさが残っています」。脳はこれらの情報をインプット、記憶します。翌日か、またはその後、この記憶はそのとき得られた情報通りの桃を見つけるのを助けてくれます。

すべての食べものに対して、このようなやりとりが繰り返されます。目、鼻、さらには手も、それが何かを見きわめて質問し、記憶が答え、判断に導くのです。そして食べものが口に入ったところで、目や鼻、手はだまされていないか、伝えられた情報は確かなものかを確認します。

次に、刺激の経路を示す図9をもとに、感覚のメカニズムを説明します。

視覚：目はカメラのような働きをします。ひとつの目には3000万個の光の受容体があり、メッセージを脳に送ります。

嗅覚：「味覚と嗅覚と脳の図」（図5）をもとに嗅球の位置を示します。これは表面積が約2㎠の小さなもので、気体である匂いの分子をキャッチします。

味覚：4つの基本味の受容体は舌にあることを、「舌の図」（図3）を参考にして説明します。

食べもののアロマ：口のなかに入った食べものや飲みもののアロマは、後鼻腔を通って嗅球にたどりつきます。「味覚と嗅覚と脳の図」（図5）で、咀嚼によって解き放たれたアロマの揮発性分子の経路を示します。

妨害するもの：7回目の授業で勉強したように、妨害するものには収れん性、焼けるような感じ、刺すような辛みなどがあります。これらは口腔内、特に頬の内側で感知されます。これらのサインを脳に送るのは、三叉神経《さんさしんけい》の先端部分です。

触感の刺激：同じく「味覚と嗅覚と脳の図」（図5）を参照して、口腔全体で触感を感知することを示します。なかには唇のように、特に敏感な部分もあります。

温度の刺激：この触感は、冷たいか熱いかですべてが決まります。料理や飲みものでは温度がどんなに重要な働きをするのかを示しつつ、食事を待たせてはいけないことを理解します。時間通りに食卓につくことが重要だということです。

音の刺激：刺激を受けとるのは耳。10万個の音細胞が、どんな小さな音にも振動します。

実践してみましょう

○嗅覚

子どもたちにレモンキャンディをなめるように言います。次に、子どもたちに鼻をつまみ、同じようになめます。こうすると嗅覚の重要性がとてもよくわかります。匂いがないと味もせず、私たちは少し「世の中から切り離された」ような感じになります。

○咀嚼と香り

スプーン一杯のイチゴババロアを、嚙まずに飲みこむように言います。同じことを今度はよく嚙んで、アロマが嗅球にまで届く時間を待ってから飲みこむように言います。こうしてあまり早く飲みこむと、食べもののおいしさがわからないことを強調します。

○熱さと冷たさ

炊きたてのご飯と冷えたご飯を味わいます。話し合いながら、子どもたちに匂いと食感の印象、どちらが好きかなどを聞きます。

まとめ

食卓で取り組むときに大切なのは、子どもたちにいろいろな食べものについて表現するように導くことです。子どもたちの言葉を観察してみましょう。

大豆製品：大豆製品（絹ごし豆腐、木綿豆腐、厚揚げ、高野豆腐）を味わい、「カード46」にその色や匂い、味など感じたことを細かく記入するように言いましょう。

大豆と日本食文化：醤油、みそ、豆腐、、納豆、きなこなど大豆を使った食品はいろいろあります。日本人にとって大豆は古来から貴重な良質の植物性タンパク質源であったことなどを話します。また、高野豆腐が寒冷地の保存食として生まれたことなど、地方の特性や必要に応じて様々な形に加工されていることなども説明しましょう。子どもたちに醤油、納豆、きなこを味わって、好きなものはどれかとその理由を一言書くように言い、子どもノートに添付します。

みそ：大豆から作られるみそは地方ごとに特徴があります。甘口の米みそ、辛口の米みそ、

カード
46

9回目の授業

大豆製品

氏名

月日

	絹ごし豆腐	木綿豆腐	厚揚げ	高野豆腐
色				
匂い				
味				
アロマ				
食感				

豆みそ、麦みそをお湯で溶いたものを味わい、色や食感、匂いなどの印象を「カード47」に書きます。どの地方でどんなみそを作っているかなどを話します。

だし：1から4までの番号を付けた4種類のだし（かつお節、こんぶ、煮干し、干しシイタケ）の匂いをかいで、どのだしかを考えて「カード48」に記入します。子どもたちが見せる関心の度合いを観察しましょう。4種類のだしを味わって、味わった印象と好きな順番を「カード48」に記入します。

だしへの興味を喚起することが目的です。どのだしか当てることが目的ではありません。正しい答えを求めたり、正解数を評価したり、子ども同士で比べたりしないように気をつけましょう。

最後に、子どもたちにもう一度辛口の米みそをお湯で溶いたものを味わうように言います。その後、同じものに煮干しだしを1対1の割合で加えたものを味わい、だしを入れる前と入れた後の変化を表現しましょう。表現した内容は子どもノートに記入します。

カード
47

9回目の授業
みそ

氏名

月日

	甘口米みそ	辛口米みそ	豆みそ	麦みそ
色				
食感				
匂い				
好み				

カード
48

9回目の授業
だし

氏名

月日

	容器の番号	味わった印象	好きな順番
かつお節			
こんぶ			
煮干し			
干しシイタケ			

（あてはまるところに容器の番号を書き、好むものに〇印をつけます）

第10回

Détente

楽しいときを分かち合う

いよいよ子どもたちが楽しい食卓を一緒に囲むときです。ここでプロの料理人によるものや家庭での、五感を使って味わうために作った食事を堪能します。食事の準備を通してともに生きることや一緒に食卓を囲んで分かち合う体験をし、その意味を伝えましょう。子どもたちに料理に使われている材料を考えさせますが、正解を求めたり、正解数を比べるのではなく、食べているものと向き合うことが目的であることを忘れずに。この回は、味覚の目覚めのコースの修了のパーティーでもあります。メニューの例を挙げましょう。

・茶碗蒸し（4種類の具材が入ったもの）
・三種の焼き魚[1]（サケ、タラ、サバなど季節の魚三種）
・豚の生姜焼き
・赤だし[2]のみそ汁

・4種の果汁かん[3]（みかん、オレンジ、ぶどう、パイナップル）

・ご飯

おいしく食べる達人になりたての子どもたちは、これらの料理に使われている主な材料を認識することができるでしょう。最後に「カード49」を配って記入します。このときも遊びの精神は忘れずに。

食事の終わりに、子どもたちに自分のファイルを渡します。その中には、食べものに向き合う姿勢を記録した「子どもノート」、「カード2」、第9回で味わった豆腐とみそ以外の大豆製品の印象をまとめたもの、第10回の食事についての印象を記入した「カード49」が入っています。何年か後にこのファイルを見ると、子どもたちの成長ぶりがわかるでしょう。

---

1 旬のものを選びましょう。可能であれば、白身魚、青魚、赤身魚をバランスよく入れてみましょう。

2 豆みそを使ったみそ汁です。

3 果汁かんの果物は他のものでもかまいません。ただ、みかんとオレンジは入れてそれらふたつを比較できるといいでしょう。

カード
49

10回目の授業
食事についての印象

氏名

月日

1品目：茶碗蒸し

茶碗蒸しにはどんな材料が使われているでしょう？

鶏肉　ぎんなん　エビ　かまぼこ　ニンジン　三つ葉

2品目：三種の焼き魚

どんな魚でしょう？

サケ　ブリ　アジ　サワラ　サンマ　キンメダイ

3品目：豚の生姜焼き

この料理で感じた匂いはどれですか？

ニンニク　ショウガ　サンショウ　ゴマ

4品目：赤だしのみそ汁

このみそ汁は飲めますか？　はい　いいえ

このみそ汁は一緒にご飯をたくさん食べたくなりますか？　はい　いいえ

デザート：果汁かん

4種類の果汁かんの匂いはなんですか？

みかん　モモ　オレンジ　リンゴ　レモン　パイナップル

（あてはまるところに○印をつけます）

カード
50

味覚の授業のための理想的な席のレイアウト

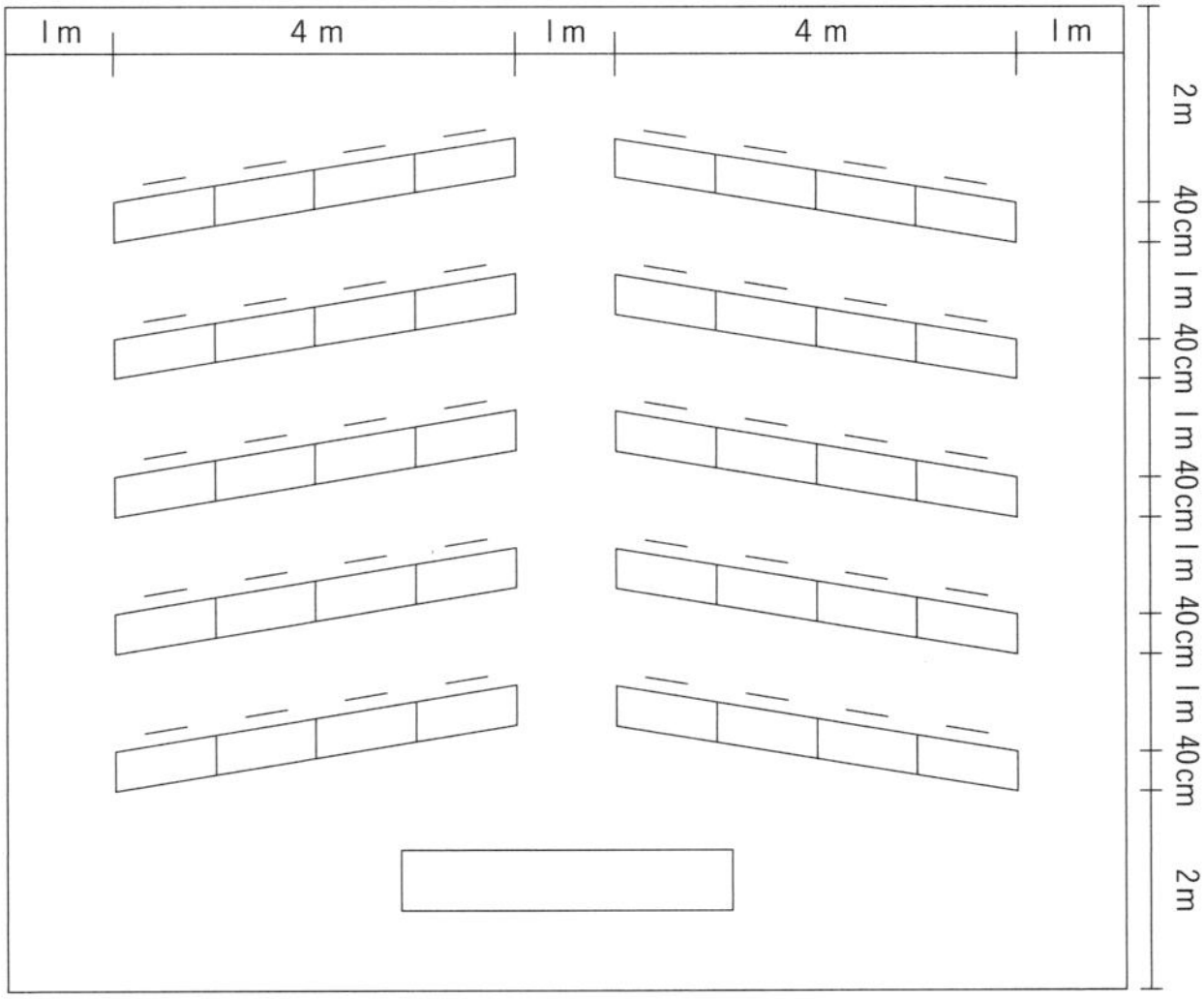

部屋の面積は、生徒一人一人が集中できる距離を確保できる広さ。

天井の高さは最低3m、可能であれば3.5m以上欲しい。

室内温度は20～22℃。テーブルの色はオフホワイト（卵の殻色）。

椅子は動かす際に音がしないもの。

教壇の後ろにスクリーンと黒板を配置し、壁に図の掲示スペースを準備。

生徒同士の距離は、左右前後ともに1m以上空け、周囲を気にせずに集中できる空間を確保する。

さらに、可能であれば、生徒と生徒の間を着脱可能な高さ40cm程度の半透明のプラスチックの板で仕切ってもよい。

向かい合わせには座らない。

照明は300ルクスの白熱灯。

色を使った体験をする際に赤や青、緑の照明に変えられるとベスト。

蛍光灯とLEDは色が正しく見えないのと、チラつきがあるので避ける。

プロジェクター
音響装置

以上をベースに生徒数に合わせてレイアウトを決める。

子どもノート

＊＊＊

いろいろな体験に対する子どもの反応

氏名 ……………………………………

月日 ……………………………………

感じ方、興味				
	弱い	普通	強い	観察
[１回目の授業] カードＩ フルーツゼリー菓子を選ぶ 緑 赤 黄色 オレンジ 動作の速さ 選ぶときの視線				
[２回目の授業] カード３〜５ ４つの基本味の認識 認知閾値 塩味なしのパンの受容度 ゆであずき (砂糖入りより塩入りのゆであずきの方が好き) レモン汁に加えた砂糖				
[３回目の授業] カード６ ほうれん草の受容度 酢の受容度 ローストポークと塩の役割 肉のかたさ 飲んだ水の量				

子どもノート

＊＊＊

感じ方、興味				
	弱い	普通	強い	観察
[4回目の授業] カード7〜12 匂いの認識 花と果物の匂い 香辛料と植物の匂い 家庭にある匂い シロップの匂いの認識 油の匂いの認識 ハチミツの匂いの認識				
[5回目の授業] カード13〜25 色と季節の組み合わせ 地方と風景と特産物の組み合わせ 花、果物、野菜、穀物の認識				
[6回目の授業] カード26〜30 触覚 温度の認識 肉の受容度				
[7回目の授業] カード31〜34 金属的刺激の受容度 収れん性刺激の受容度 焼けるような刺激の受容度 刺すような辛みの受容度 音の役割				
[8回目の授業] カード14〜20、35〜45 地方の気候についての知識 地方の特産品についての知識				
[9回目の授業] カード46〜48 自分の感想を書く姿勢				

メモ：

Le goût à la maison

第3部

家庭での味覚
家族とともに

家でどのようにとりいれる？

第2部では、学校教育の枠組みに味覚への興味をどう取り入れるかを見てきました。それは長年かけて熟考した理論で、国語や理科、社会などの科目にもとづくものです。みなさんからはこんな声が聞こえそうです。

「それは素晴らしいものですね。でも、家族と毎日の生活のなかに取り入れるにはどうしたらいいのでしょう。哺乳瓶から始まり、焼き鮭、肉じゃが、そして松茸にいたるまで、子どもに与えるものを通して、子どもの感覚を100％開花させるために、親としてできることは何でしょう？　味覚、味、料理に偏見のない子どもにするには、どうしたらいいのでしょう。食べものを通して子どもが自分自身で生きる喜びを作りだせるようにするには、どうしたらいいのでしょう？」

「あなたの考えはわかりました。でも、どこから始めたらいいのでしょうか。私たちは専門家ではないので、子どもの選択に口をはさむべきか、好きにさせておくべきかもわかりません。これは本当に難しい問題です。他のことを教えるだけでも大変な苦労をしているんですから！」

みなさんの訴えはよくわかります。私たちはみなさんの声を敏感に受け止めています。どうぞご安心ください。私たちがまとめたアドバイスには、特別な知識も（ただし、第1部と、こと第4部で再びお話しする基本の知識は別）、能力も、道具も必要ありません。良識と、子どもを尊重する気持ちがあるだけで十分です。みなさんがこの世に命を与えた、小さな人間の味覚に、驚かされっぱなしになるはずです。

これからお話しするアドバイスは、これまでの経験をもとに、子どもの味覚にたずさわるさまざまな専門家や責任者たちの調査をもとに作成されました。関わった人たちは、神経生理学者、心理学者、精神分析医、医者、保育園や学校給食の責任者、農産食品の専門家などです。

私たちは、科学や民俗学をよりどころにしつつ、あくまでも実用的なものを心がけました。第1部でも説明したように、本書は健康や食事療法のガイドではありません。また、厳密な意味で医学の分野（特に拒食症や過食症、アレルギーなど）に関しては、当然のことですが、それらの問題に詳しい人たちにお任せします。

私たちが試みたのは、小さな子どもや思春期の子どもたちが、いわゆる「病的」な行動を取らないために、親として何ができるかを示すことです。それは、子どもの誕生直後から具体的でシンプルなルールを尊重することです。そのルールとは他でもない、食べることについてまだ未熟な子どもを愛情こめて観察し続けることです。もちろんこの本は、自分自身が食べているものや感覚教育に無関心なお母さんやお父さんには、まったく興味がないものになります。

このあとの第4部には、味覚教育を実践するためのアドバイスとヒントを盛り込みました。その数は味覚をテーマにするには多く、また少ないとも言えます。多いと言うのは、教育上、私たちは同じことを違う形で繰り返すことが多いからです。少ないと言うのは、テーマが広すぎ、複雑すぎて、ここでひと通り網羅したとはとても言えないからです。しかし、これらのアドバイスが実行されれば、食卓の教育で大きな間違いをおかさずにすむということを、私たちは確信しています。

みなさんの子どもを真のおいしく食べる達人にしますか？　ぜひそうしてください。しかし、忘れてならないのは、子どもの味覚はつねに大人が与えるものを通して作られるということです。大人に導かれて、あるいは大人に反抗することによって育まれていきます。

Les mots-clefs

第4部

実践のためのヒントとアドバイス

味覚教育のキーワード

○あ行

愛情：味覚や食べものの好き嫌いについて話すとき、いちばん重要なのが愛情です。私たちの記憶のなかにはいつまでも、おばあちゃんやおばさんが作ってくれたアップルパイやクリームシチューが思い出とともに残っています。また、とても優しくて寛大なお父さんを「甘いパパ」とも言いませんか？　また、愛情を示すのに、その人のために「おいしい料理」を作ってあげることほど、わかりやすい方法はないでしょう。一方、厳しすぎるお母さんやお父さんへの反抗の手段として、拒否される食べものがなんと多いことでしょう！（第1部の「味覚の多様性」を参照）

忘れてならないのは、子どもはあるときは親と一心同体、あるときは反対の立場になって、自分の味覚を構築していくことです。したがって、食べものを前にした子どもの態度に大人は大きな責任があります。とはいえ、ほうれん草や肉をいつも残す子どもに、いちいち神経をとがらせる必要はありません（「ほうれん草」と「肉」の項を参照）。そんなことをしたら事態が悪くなるだけでしょう。家族そろっての夕食は、情報交換の場。平和でなくてはいけません。

第1のルール：食卓では何があっても、みんな機嫌よく食事できる雰囲気を作らなければなりません（算数のテストが0点だったことについての話はあとにしましょう！）

第2のルール：食事の準備が大変などとグチをこぼすのはやめましょう。料理を作るのに苦労している姿を見せると、まわりの人の食欲はそがれます。それよりは、子どもたちに簡単なレシピを教えて、手伝ってもらうようにします。そうして子どもたちの株を上げ、味覚を育て、あなたの荷も軽くします。

味：味は味覚そのもので、そこが触感や温度など、他の感覚とは違うところです。一般に甘味、塩味、酸味、苦味の４つの基本味に分類するのが習慣になっていて、それぞれショ糖、塩化ナトリウム、クエン酸または酒石酸、そしてキニーネ、またはカフェインが主としてもたらす感覚と一致します。しかし、いくつかの実験では（第1部の「味覚の構造」を参照）、味全体がひとつの「連続体」を作っているのがわかっています。つまり、ひとつの味ともうひとつの味のあいだに、虹の色が移り変わるように無限のニュアンスの味があるということです。

赤ちゃんは、生後すぐから（母親の胎内にいるときから！）味には敏感です（「表情」の項を参照）。ここで知っておかなければならないのは、誰ひとりとして味に対して同じ反応をしないこと。なぜなら、それぞれの感覚器官には何百もの受容体があり、それも個人によって場所も違えば数もさまざま、唯一無二のものだからです（「閾値」の項を参照）。

ある子どもは他の子よりも苦味または酸味に敏感です。それに関してあなたは何もできません。できることは、子どもに新しい味と出会わせ、口を訓練するのを助けてあげることだけです。しかし強制はいけません。さらに言うと、生まれつき強く感じる感覚と、後天的に身についた好みのあいだには、何の関連性もありません。

味がない：味がないと感じるのは、塩味が足りないときがいちばん多く、甘味が足りないときもままあります。料理を作るということは、素材に足りない味を補い、バランスのとれた味つけにすることです。

味わう、味見をする：子どもたちは、料理の味わい方を知らなければなりません。そんなことは言わなくてもわかるでしょうか？　ところがそれが難しい！　子どもをおいしく食べる達人にするには、食べものに飛びつく前に、味わうとは何かを教えなければなりません。食卓では決して急いではいけません。あなた自身の態度で、食べるときは食べることに集中しなければいけないことを示します。食べるときは、感覚をすべて総動員しなければいけないのです。

食事（「食事」の項を参照）のあいだは本を読んだり、テレビを観たりしてはいけません。食べものの味を十分に満喫する邪魔になります。そしてできれば、台所の揚げものや何かを焼く匂いなど、余計な匂いも避けたいところ。

さらに、食事の前にクッキーやコカ・コーラ、甘いジュースなど、味わうときの「雑音」となるものを食べたり飲んだりしてはいけません。食欲がなくなり、口のなかの味がわからなくなってしまいます。

最後に、子どもに与えるものは、まずはすべてあなたが味見をすることを忘れないで下さい。これは薬を与えるときもそう。こうした心配りをすれば、子どもが必要もなく泣くこともなくなるでしょう。

遊び：料理は創造的なもので、味や調理法などを楽しむ遊びでもあることを子どもに示します。いわゆる4つの基本味（「味」の項を参照）を、簡単な体験を通して遊びながら発見します。たとえば、サラダ菜と炒めた豚のばら肉、ホワイトソースとカレー粉、イチゴとレモンや生クリームなど、味を組み合わせる楽しみを体験します。

また、子どもに簡単なレシピを教え、パティシエや料理人になったつもりで楽しみます。あるいは料理長、さらには給仕長になってもらい、メニュー全体を考えるのはどうでしょう。ただし、食卓では遊びすぎないように。子どもの気が散り、食べているものに集中できなくなります。

新しい食べもの：小さい子どもにとって、新しい食べものは危険なものにうつります。幼児は1回でも食べたことのあるものが好きなのです（第1部の「味覚の発達、新生児から思春期まで」と「年齢」、「気に入る、気に入らない」の項を参照）。そして4、5歳のあいだに、頑固な「拒否期」を通過します。

したがって幼児にとって初めての食べものは、何度か試さなくてはなりません。もし見ただけで身をすくめるようなら、しつこくすすめずに、2、3日たってからもう一度試してみます。しかし、妥協は禁物。また、思春期を過ぎるとまったく逆で、新しい食べものはとても魅力的なものになります（「単調」の項を参照）。

熱い、冷たい：食べものの温度は、私たちの感覚の質にとってとても重要です。温度によってアロマが変わるからです。

子どもに熱すぎるポタージュを飲ませたら、子どもはポタージュを嫌うでしょう（こういうケースは多いです）。そして子どもは、熱すぎるポタージュを飲んだのがたとえ1回だけでも、スープとみると「熱い」と思うようになります。一方で、そういう子どもが、冷たい鶏肉より熱い鶏肉、冷たいカスタードクリームよりあたたかいカスタードクリームを好んだりします。「味覚」は決して同じではないのです。

したがって、適温の料理を提供するように心を配らなければなりません。いちばんいい方法は、まずは味見をすること。忙しいお母さんにとっては、電子レンジが昔の湯せん代わりになります。レンジがあれば、冷めた朝食や前日に作ったソース料理を数秒で温め直すことができます（ただし、赤身の肉や焼き魚は、カサカサになるので避けましょう）。

後味（不快な）：食べものや飲みものを飲みこんだあとに残る、嫌な感じをもたらす感覚のこと。特に嗅覚を刺激するものが多いようです。ミネラルウォーターのなかには、下剤のような後味が残るものもあります。

甘味：自然な甘さはいいのですが、甘すぎる食品には注意しましょう。人工甘味料（アスパルテーム、スクラロースなど）は合成品で、砂糖の代用として、または食品の甘味を化学的に強めるために使われます。人工甘味料が混ぜられた食品はますます増えているようです。糖類のなかにも、ショ糖（砂糖の主成分、サトウキビやサトウダイコンからとれる）より甘味がまさるものがあります。シロップやコカ・コーラなどに使われる果糖は、ショ糖より30％甘いのですが、味はあまりよくありません。

甘味を増大させる効果が大きいほど味が犠牲になります。アスパルテームという人工甘味料とその派生品は、砂糖の100から200倍も甘く、さらに3000倍も甘い人工甘味料もあります。サトウダイコン農家などは危機感をつのらせ、対抗策を考えていたりします。

しかし、本物の砂糖に代わるものはありません。味だけの理由ではありません。砂糖特有の分子構造はジャムにコクを与え、ケーキやプリンをふっくらさせるのです。

飴《あめ》（飴類）：小さな子どもを喜ばせようとして、大人は甘いものをお土産に持って行きがちです。けれども両親にとっては、それを子どもから隠すのはとても難しいのです。

歯科医は、甘いものを食べると子どもが虫歯になりやすいと、口を酸っぱくして警告を鳴らしてきました。しかし、医師が指摘しないことがあります。それは砂糖（「砂糖」の項を参照）を摂りすぎると、味覚の形成を妨害する可能性のあることです。特に食事の前に甘いものを食べる場合はそう。専門家の意見ははっきりしていて、砂糖には味をカモフラージュする影響があるのです（第1部の「味覚の多様性」を参照）。

しかし、砂糖を厳しく制限しすぎるのはいけません。もともと子どもは「いやし系」の甘いものが好きなので、厳しくすればするほど惹かれていくだけです。一方、飴類にもいろいろあり、本当の果物の香りをつけるなど天然の素材を使っていて、味覚的にも魅力があるものもあります。ですから、子どもには質のよい商品を味わわせるように。飛騨（岐阜）のげんこつ飴、沖縄の黒飴、熊本の朝鮮飴などの甘いお菓子で子どもと一緒に地理の勉強をするのも悪くありません。子どもの知識が豊かになるうえに、すぐに「質の悪い」ものを食べなくなります。

アレルギー（不耐症）：食べもののアレルギーや不耐症には（牛乳や果物に対するものなど）何種類かあり、単なる子どもの食べもの拒否とは別物です（「嫌い」の項を参照）。不耐症とは、特定の食べものを分解する酵素がないか不足しているため、消化することが困難な症状です。一般に、皮膚障害や消化不良でアレルギーとわかるのですが、もし繰り返されるようなら、ためらわずにアレルギー専門の医者に行きましょう。

子どもの食べもの拒否には、当たり前のことですが細心の注意を払うべきです。しかし、チーズや野菜を前に子どもがダダをこねたからといって、すぐにアレルギーと決めつけてはいけません。食べもの拒否とアレルギーを混同しないようにしましょう。

アロマ：アロマ、匂い、香り……。嗅覚による刺激には大きく分けて3種類あります。アロマとは、食べものや飲みものを口に入れたときに感じる印象です。口に入れる前に鼻で感じるのが匂い、口に入れた後に鼻腔で感じるのがアロマです。香りは、何かの匂いを思いおこさせるように人工的に添加されたものです（「香り」の項を参照）。たとえば、オレンジを食べると口のなかにはオレンジのアロマが充満します。もし私たちが、味わう時間を十分に取らずに飲みこむと（「味わう」の項を参照）、アロマが発散される時間がなく、オレンジは味が無いものとなります。果物や野菜などの個性ともいえる、これら大切なアロマは、とてもデリケートできわめて揮発性の高い物質からなっています。

未来のおいしく食べる達人への第1のアドバイスは、食べているものを噛み、飲んでいるものを味わう時間をゆっくり取ることです。これは自分自身で実行するのが条件で、さもないと何の効果もありません！　とても重要なのは、食べものや飲みものから発散されるアロマは、口に入れるときの状態が熱いか、冷たいかによって変わってくることです。典型的な例をあげましょう。熱い鶏肉が好きな人は、冷たい鶏肉にそっぽを向いてしまいます。アロマが違うからです。

閾値《いきち》（感覚の）：私たちの感覚の閾値は皆同じではありません。これは基本の知識で、知らないと子どもを巻きこんで最悪の事態におちいります。

感覚の閾値とは、ある成分が最低どのくらいの量から感覚の反応を引きおこすのかを示す単位。たとえば新生児に、0・25〜0・5％の濃度のキニーネ液を少しなめさせると、顔をしかめます。それが大人では、年齢、健康状態、タバコやアルコール、気候など数えきれない個人的要因から、閾値は少し高くなります。

閾値は何種類かに分類されます。「絶対」閾値（あるいは検知閾値）とは、人がある味の存在を、それが何か定められなくても、わかる濃度。「認知」閾値とは何の味かを見分けられる濃度で、たとえば甘味ならイチゴの味、バニラの味などです。最後は「好感」、または「拒否」の判断に関する閾値で、これはその味が好ましいか、好ましくないかが判断される濃度です。人によって感覚の違いは想像以上で、たとえばキニーネを認識する感覚能力の違いは1から500までであります。また、何人かに人工甘味料のサッカリンとショ糖を比べてもらうと、サッカリンのほうが甘いと全員が言いますが、30倍甘いという人もいれば、2000倍という人もいます。

おいしく作った料理に、苦い、酸っぱい、あるいは塩辛い食べものを入れた場合、それらの味に対する子どもたちの「好感」または「拒否」を感じる閾値は、一般に大人より低いです。つまり、子どもは大人より敏感ということで、かなり低い味の濃度に反応するのがわかります。ただし、検知閾値と認知閾値は年齢による差がないことを知っておきましょう。

色：食べものの色は、私たちにいろいろな情報を与えてくれます。本物かどうかや鮮度、熟成度、あるいは火の通り具合などです。子どもにはできるだけ早く、これらの色が与える情報を集めるように導きましょう（「買い物」の項も参照）。

また、色はおいしく食べるためにもうひとつの役を演じます。食器やテーブルクロスの色、食事をする場所の壁の色、すべてが大事になってきます（「飾り」の項も参照）。あなたはさりげなく、子どもの好きな色、嫌いな色を調べることです。子どものなかには、気に入らない食器（または環境）で食べものを出されると、機嫌が悪くなる子もいます。

ところで、光の色によっても食べものの味が変わるのをご存知でしょうか。もちろん個人によって反応は違いますが、赤い環境では甘味がより感じられることが観察されています。緑の環境では酸味、黄色では塩味、青では苦味です。ちょっと変わった実験をしてみたい人は、ぜひ試してみてください。また、部屋の電球の種類によって色の見え方が違うことも覚えておきましょう。蛍光灯やＬＥＤは色が正しく見えないことがあるので要注意。

えぐみ、渋味：収れん性に特有のもので、えぐみには乾いた感じと、唐辛子のようにひりひり焼ける感じもあります。また渋みには、熟していない果物のような酸味もともないます。煙や低品質のコーヒーには、のどや鼻腔にえがらっぽさを感じさせるものがよくあります。子どもの口はこれらの感覚に慣れていないので、食べるのをせかさないように注意します。

お菓子：チョコレートやジャムと同じように、お菓子は子どもにも若者にも、嬉しい食べもの、ごほうび、楽しみです。それだけに手作り、あるいは腕の良いパティシエのものなど、子どもたちにはおいしいお菓子を知ってもらいたいものです。メーカーの質の悪いお菓子を食べ慣れないようにしましょう。それらは、多くの場合、甘すぎて素材本来の味が損なわれているものが多いのです。

子どもと一緒に、ふたつのクッキーの味や食感などを食べ比べてみましょう。文字が読めるようになったら、ラベルに書かれている原材料（「着色料」の項を参照）を読むように促しましょう。純粋なバターを使ったケーキでしょうか？使われている果物は生のものでしょうか？子どもに、チーズケーキやパウンドケーキなど、簡単なレシピをいくつか教えるのもいいでしょう。もし、いくら努力しても、あなたがよくないと思っているクッキーを、子どもが外でこっそり買い続けたらどうしましょう？　その場合も厳しく叱ってはいけません。外で買うお菓子は何かの象徴かもしれません。親に隠れてお菓子ばかり食べている若者は、家では得られない満足感を自分に与えていることが多いのです。

○か行

外国の食べもの：外国産の食べものは子どもたちのお気に入り。なぜなら、見たこともない味や包装を意味するからです（「香辛料」の項を参照）。

積極的に子どもをレストラン（「レストラン」の項を参照）、たとえばスペイン料理店やインド料理店などに連れて行きましょう。子どもにとっては一大イベントになるはずです。反抗期からぬけ出た子どもは、普段の料理とは違う大きな平たい鍋で出てくるパエリアや、ナンを使って手で食べるカレーなどに大喜びするでしょう。当たり前のことですが、子どもの口は唐辛子やコショウなど、辛い味を受け入れる準備ができていません。しかし、外国料理で使われている香辛料やハーブには子どもたちも楽しめるものがたくさんあります。サフランやクミンなどが醸し出す味を子どもたちは喜んで堪能するでしょう。

家庭で外国の食品を使うと、食欲がわくことがあります。メキシコ料理のチリコンカンや、モロッコ風若鶏料理を味わいながら、その場で世界旅行もできます。もうひとつ、「外国」料理を知ると、外国の友だちの味覚にも寛容になれます。夏休みに外国へ行くことがあったら、その国の料理の本を買って帰りましょう。

買い物：子どもの味覚を育てるとは、まず観察力と判断力をやしなうことです。その意味で、買い物は最高の実践の機会です。あなたが買い物に行くときに子どもを一緒に連れて行くのです。買い物は誠実な品ぞろえをしている個人商店でします。何かを買う以前に、子どもはあふれる色を目にし、匂いをかぎます。そして、あなたが何を選ぶかを見るでしょう。消費者として目の肥えたあなたは、果物や野菜を売っているお店をまわりながら、子どもにお店の選択や商品を比べて選ぶ方法を見せるのです。

子どもをひとりで買い物に行かせる場合、次のように言ってはいけません。「ジャガイモを3kgとステーキ用の肉を3枚買ってきて」。これでは、あなたが買うものや食べるものに注意を払っていないように思えます。そうではなく、「ジャガイモを買うにはXのお店へ行ってね。きたあかりというおいしい品種があるわ。お肉はYのお店ね。そこで霜降り肉かもも肉、もしくはばら肉を3枚」というような言い方をしましょう。

香り：料理や飲みものなどの自然の食品やその調理過程で出る匂いやアロマと違い、香りは何かの匂いを思いおこさせるように人工的に添加されたものです。食べもの、飲みものが本来もっている匂いやアロマと香りは区別します。

飾り：小さい子どもは色や形にとても敏感です。保育園長のなかには、それを知っていて、献立が白や茶色一色にならないようアドバイスする人もいます。たとえば、白いダイコンを出すときは色どりに緑を加えたりなど。白い野菜の上にはパセリのみじん切りをたっぷりのせたり、キャベツのサラダに皮つきのリンゴの薄切りやトウモロコシを添えたりするのもいいでしょう。あるいは、子どもたちの大好きな料理にハーブを飾ったり、ヨーグルトに果物を添えたり、ケーキにクリームを塗ったりするのもいいですね。こうしていろいろと組み合わせると一気によりおいしくなるだけでなく、楽しくなります。色も味も楽しまなければなりません。

子どもたちの目を引きつけるために、マッシュポテトやヨーグルトの上などにフォークで模様を描いてみるのもアイデアです。とても重要なポイントは、食器にも心を配ること。幼児は使いやすい形はもちろん、鮮やかでパッとした色合いが大好きです。そして飲んでいるものを見たがります。ですから不透明なコップは使わないように。

固い：最近の子どもたちは固い食べものをますます好まなくなっています（「繊維、繊維質」の項を参照）。それを問題視する医師もいます。やわらかいものだけを与えると、あごが衰えてしまうというのです。子どもたちが固いものを敬遠する傾向に企業も乗っかっているのでなおさらです。どこを見ても、やわらかいもの、やわらかいものばかりです（「肉」の項を参照）。

第1のルール：生後4か月頃から、肉やハムを小さく切ったものを離乳食のピューレに入れます。このタイミングが遅すぎると、赤ちゃんは嚙むのを嫌がるようになります。第2に、食べものをミキサーにかけすぎないようにします（「ミキサー」の項を参照）。最後に、1回の食事に固いものばかり、たとえば固い肉と繊維の多い野菜、固すぎる果物を一緒に出さないようにします。だからといって、ピューレや果物のコンポートなどやわらかいものだけを与えるのも問題。

子どもたちのなまけ癖を助長し、歯でしっかり噛んでこそわかる味を奪うことになります。

加熱：調理の基本中の基本です。食べものをやわらかく、食べやすくするだけでなく、微生物を殺菌して死滅させ、酵素の働きを止めて酸化などを防ぎます。特に新しいアロマを生みだします。加熱のし方によって、食べものの味も変化します。ここでまとめてみましょう。

・揚げるとは、高温の油のなかに食品を入れることです。

・オーブンやガスコンロの火は、乾いた熱を与えます（最近は加湿式や回転式のオーブンもあります）。

・バーベキュー、グリル、串焼きなどは放射熱による方法です。

・水分を伴う加熱には、いろいろな調理法があります。たとえば、ポトフは食べものを水に入れて煮ます。また、蒸し野菜などのように水の中に入れず上に置いて、蒸気で加熱する方法もあります。

・そして圧力鍋は、蒸気と圧力で加熱します。

・以上の調理法と完全に違うのが電子レンジです。火ではなくマイクロ波の照射によって加熱します。

これらの調理器具を全部買うのではなく、どのような料理を作るのかによって、いろいろな調理法のメリット・デメリットを知っておくことです。どの調理法を選ぶかは、まずどんな料理をするかによって違ってきます。もちろん、あなたの予算もあるでしょう。

ここでいくつかヒントを。

・揚げ物の場合、油に入れることでアロマや食感などが変わったり、消化しにくくなるような食材は避けましょう。

・蒸し料理の場合は、圧力鍋は使わず、蒸気で素早く蒸すようにします。そのほうが野菜や魚の成分が保たれます。

・若鶏や羊のもも肉などは串焼きのほうがいいでしょう。余分な脂分が落ち、皮がカリカリしておいしくなります。

・回転式オーブンは肉のローストには最高で、やわらかく調理できます。

・電子レンジは煮込み料理などを温め直したり（祖母の時代の湯せん代わり）、あなたが作って冷凍しておいたものを解凍する際に使いましょう。

噛む、咀嚼《そしゃく》：料理の深い味わいまで堪能するには、やはりきちんと噛まなければなりません。最低限の努力せずして料理を味わうことはできません。しかしながら、子どもたちはあごを使うのを億劫がるようになっています。そして、そのことを広告業界はよく知っていて、商品のやわらかさとかなめらかさを強調します。
離乳食のときから少しずつ噛むことに慣れることが大切です（「固い」の項を参照）。

カリカリとした：食べものを噛んで、割れるときの音のことです。よく焼いたトーストやラスクを噛むときに感じるこの音は、好んで求める人もいれば、避ける人もいます。いろいろなメーカーのラスクのカリカリという音を食べ比べてみましょう。また同じラスクでも、乾燥したまま保存したものと、空中の湿気で歯ざわりが変わったものなどを食べ比べてみます。

渇きをいやすもの：水分による満足感を与え、のどの渇きをいやす液体。軽く飲めて、酸味のあるものが多いようです。飲みものがすべてのどの渇きをいやすかというと、そうではありません。逆にさらにのどが渇くものもあります。

間食：栄養士によると、食事と食事のあいだに常に甘いものなどを間食していると、3食規則正しくとるのが難しくなるそうです。特にふたつのおもな食事、昼食と夕食は、家でも給食でも、くつろぎと会話の時間です。そしてまた、味覚を発達させ、子どもたちの感情面を豊かにしていく、貴重な時間でもあります。ですから、子どもにとってはすべての食事が重要です。それらをぞんざいにすると、何をするにもちゃんと時間をかけずにいい加減にやるようになってしまいます。

簡単さ：小さな子どもは、簡単に食べられるものが好きです。子どものなまけ癖（「固い」の項を参照）を助長するのはよくありませんが、子どものあごはまだ完全に機能する状態ではないことも理解しておかなければなりません。

子どもがまだ上手に噛めないときに食べやすくなるコツをいくつか紹介しましょう。フランスパンは、スープや飲みものに浸すとやわらかくなります。ハムやステーキは、細かく切ります。刻んだ方がミキサーやフードプロセッサーにかけるよりもいいでしょう。（「ミキサー」の項を参照）。果物や野菜、肉も小さく、または薄く切ります。ただし、あごの発達に合わせて噛む練習をすることを忘れずに。

寛容さ：味覚において不寛容であることほど、人と人とのあいだを遠ざけるものはありません！

第1のルール：自分とは違う友だちの味覚を同調までしなくても、尊重するように導きます。他人の味覚を認めたら、自分の味覚も認めてもらえるでしょう。外国への旅行は違う料理に慣れるのには最高の機会、子どもはおいしいものに対してオープンになるでしょう。

第2のルール：子どもが両親や兄弟姉妹の味覚を批判する裏には、別の要因が隠れていることを知っておいてください。それは行き違いや嫉妬かもしれません。

季節：現在の都会っ子たちは、冬にぶどうやメロンがあるのに慣れていて、いわゆる「季節の」野菜や果物が何をさすのかよくわかっていません。私たちの味覚は、そのときの気候や光の明るさなどによって変化します。あなたは日陰でも30℃はある8月に熱い鍋を食べられるでしょうか？　12月の北風にさらされながら、カフェのテラスで凍るように冷たいフルーツジュースを飲みたいですか？　いいえ、私たちの体は季節によって違ったものを欲します。季節が私たちの食べものと味覚を決めるのです。

子どもに、春や夏など、四季のサイクルをもう一度話し、やわらかい新タマネギと、皮に包まれた冬のタマネギとの違いを説明します。また「初物《はつもの》」のグリンピースや旬のモモ、秋の香り高いリンゴを味わいます。子豚や子羊、子牛の肉にも季節があり、魚にも旬があります。鰆（サワラ）、秋刀魚（サンマ）、鱈（タラ）などは漢字を見るだけでも季節がわかりますね。

季節について話すと、おのずと気候や文明の話になり、さらには流通や生産、保存技術の近代化でそれまでの習慣が変わり、さまざまな味との出会いが増えたという話にまでなります。

子どもたちの将来にとって、とてもいい話し合いになります。

気に入る、気に入らない（いい、悪い）：小さな子どもが味覚を表す言葉はふたつだけ。それも「おいしい、まずい」ではなく、「気に入る、気に入らない」。4歳の子どもは好みを表現することができません（第1部の「味覚の発達、新生児から思春期まで」と「年齢」の項を参照）。子どもは世界を知っているものと知らないもののふたつに分けます。そして、知らないもの（外の世界）には危険を感じることもあるのです。小さい子どもが未知の味を前に激しい反応をするのは、それが理由。知っているものは「気に入る」、すなわち自分にとって「いいもの」、知らないものは「気に入らない」、すなわち自分にとって「悪いもの」ということになるのです。

したがって、子どもがいい、悪いのどちらかに決めつけても驚かないでください。6、7歳頃になると、もう少し微妙な違いも表現できるようになります。また、最初に拒否されたからといって、同じ料理を2度、3度と出すのをおそれてはいけません。子どもはまず新しい食べものに親しむことが必要なのです。あなたがしっかりした態度で接し、威圧的にならなければ、すべてうまくいきます。

嗅覚：嗅覚は、ものを味わう基本の部分で、鼻孔と後鼻腔の2箇所で感知されます（第1部の「味覚の構造」と、「匂い」の項も参照）。たとえば、花の匂いをかぐとき、匂いの成分は鼻の内部にある骨の小片、いわゆる「鼻甲介」につき当たります。それに対し、食べものや飲みものを口に入れるとき、口腔のなかで発散された「蒸気」やアロマは（「アロマ」の項を参照）、鼻の後部にある、いわゆる「後鼻腔」を通り、そこには何の障害物もありません（匂いの刺激の経路の略図参照）。

嗅覚の情報はまっすぐ大脳皮質の脳の前部にある嗅球に向かって行きます。それに対して味蕾（舌にある）で感知された情報はまず延髄に行き（図5参照）、それから大脳皮質に送られて、そこで嗅覚の情報と混ざりあいます。こうして、私たちの脳で混ざりあった嗅覚と味覚の情報が、「風味」と呼ばれるものになるのです（「風味」の項を参照）。

給食：給食は両親には選択の余地はありません。給食センターの質は市町村によってじつにさまざま。給食室が完備している学校はそう多くないでしょう。学校側は毎日、専門業者に委託し、メニューを作ってもらわなければなりません（ちゃんと手をかけた、味もいいものだといいのですが）。

学校から配られる給食の献立を確認しましょう。そして、子どもが給食の内容に不満そうなら、夕食に心を配ること。1日に2食も食事が味気ないのでは、あんまりに残念です！　いずれにしろ、子どもがお昼に何を食べたかは、つとめて知っておくようにしましょう。夕食の献立を考えるのに、給食の1週間のメニューを頭に入れておいて悪いことはありません。

急速冷凍：急速冷凍と冷凍を混同してはいけません。違うのは温度ではなく、その温度に達するまでの速さ。2時間以内で冷凍するのが正しい急速冷凍で、この速さが、細胞を破壊する微生物の形成をさまたげるのです。急速冷凍の仕方が悪いと、解凍するときに味も食感も損なわれてしまいます。もちろん、最初から味のない食品は、解凍しても味がしません。

上手に解凍するには、電子レンジを利用するのが理想的。野菜や肉など、時間などの設定に注意して解凍しましょう。電子レンジでなければ、ゆっくり解凍しなければなりません。冷凍したものを4℃の冷蔵庫に入れておきます。この温度だと繊維質も元通りの弾力を取りもどし、解凍したら生の食品と同じように調理できます。野菜ならできるかぎり、缶詰や瓶詰（「保存食」の項と「高温殺菌」の項を参照）より急速冷凍したものを使うようにしましょう。もしきちんと急速冷凍ができる機械があるなら、料理を自分で急速冷凍してもいいでしょう。ただし、急速冷凍と解凍の手順を正しく守るように。子どもたちは、あなたの手作りのビーフシチューの残りを3日続けて出されるより、1週間後、あるいは1か月後に出されるほうが嬉しいに決まっています。

強制：子どもが食べたくないと言うものを、おどしたり、叱ったりして無理やり食べさせると、間違いなくその子はそれが嫌いになります。それも決定的に！　当然のことですが、その子の味覚の「個性」（一人一人の感覚器官はそれぞれ唯一のもの）や年齢を考慮に入れなければなりません（「年齢」の項と「新しい食べもの」の項も参照）。4、5歳の食べものの「新奇恐怖症《ネオフォビア》」の時期は特に！

強制してはダメ、それより食べたい気持ちを引き出すように。食べもの自体をできるだけおいしそうに見せるのです。もし子どもが拒んだら、次の食事にまた出します。1度は目にしているので、2度目は最初よりとっつきやすくなります。もちろん食べものが体に合わない場合は別ですが、これを必要に応じて繰り返し、あきらめないことです。

拒否：（「嫌い」の項を参照）

嫌い（拒否、嫌悪）：子どもはほうれん草や牛乳、赤身の肉などを出すと嫌な顔をします（「ほうれん草」「乳、牛乳」、「アレルギー」の項を参照）。しかし、心配する必要はありません。一部のものが嫌いなことと、食べものの拒否や拒食症を混同してはいけません。後者は医者の範疇《はんちゅう》に入りますが、一部の食べものを嫌悪するのはいたって普通で一時的なものです。

男の子も女の子も生まれてからいくつもの拒否の段階を経て成長します。もっとも特徴的な、いわゆる食べものの「新奇恐怖症《ネオフォビア》」が表れるのは4歳、5歳あたりになります（第1部の「味覚の発達、新生児から思春期まで」と、「年齢」の項を参照）。

私たちは待つことを覚えなければなりません。別の日に、ときには形を変え、調理の仕方や味付けで変化をつけたり、他の食べものと組み合わせたりして、もう一度与えてみましょう。不耐症で消化が困難なケース以外は、あきらめないことです。

子どもが思春期を迎える前の時期には、食べものの拒否は再び頻繁になります。10歳頃になると、生理学的に感覚が変化して、味覚も変わってくるからです。思春期はまた、心理学的な原因で過食症や拒食症になりやすい年齢でもあります。このふたつの摂食障害は、家庭や学校での葛藤を反映していることがあります。思春期の子どもはスープや肉を拒否することを通して、単なる食欲不振ではない他の問題のサインを送っていることが多いのです。

子どもの好き嫌いが一時的なものなのか、何かのサインなのかを正しく見きわめるのは大人です。上手にやらなければいけません。そして、大変な忍耐が要求されます。

禁止：味覚と自由は切り離せません。その意味で、食べものを禁止してもムダ（危険なものの場合を除いて）。強制的に食べさせる（「強制」の項を参照）ことが逆効果を生むのと同じです。味の強い調味料は子どもたちを惹きつけるようです。ケチャップやソースを使いすぎる子どももいます。いずれにせよ、頭ごなしではなく、柔軟な態度で、やさしく説明するほうがいいでしょう。

空腹（強い欲求）：人はときおり、突然何かを無性に食べたいという欲求にかられます。この欲求は、ラーメンとかソーセージとか、ある特定のものに向けられることが多いようです。ときどきならいいですが、過食症のように定期的、あるいは継続的になると依存症に近くなります。このことからも、バランスのとれた食事を規則正しく食べることが重要になります。

薬：幼児に与える薬は必ずあなたが味見をしてください。小児科医が処方する薬には苦いものがあり、場合によってはオレンジジュースや砂糖水に溶かして飲ませなければならないかもしれません。咳止めシロップの多くはイチゴなどの香りがつけられ、子どもが飲みやすい味になっていますが、だからといって、ボトルの半分も飲ませてはいけません。大量に飲むと危険です。

一部の薬は、味覚を変質させることがあります。特に精神状態に作用する薬は「口が渇く」

現象を引きおこします。抗うつ剤や一部の抗生物質も、味覚能力に影響を及ぼすものがあります。子どもならこの種の薬を飲むこともあまりなく、薬による「味覚障害」は少ないと思われますが、しかし、もし息子や娘が治療中に食べものの味が変わったと訴えたら、医者に話すことです。

果物：アロマ豊かな果物は、子どもたちのお気に入り。十分に熟したものを与えたいのですが、残念なことに、市場ではますます青い果物が売られるようになっています。また、最近の子どもたちは、めったに自分で皮をむこうとしません。結果、いつまでも食べるのはカットフルーツ！

子どもが小さいときは、皮をむいてあげます。しかし、あまり長期間はダメ。子どもはつけあがります！　ナイフが使えるようになったら、自分でリンゴや洋ナシの皮をむくように導きましょう（肉を切るのも同じです！）。使いやすいナイフを与えます。自分専用のナイフを用意してあげるのはどうでしょうか。

果物をそのまま食べるだけでなく、コンポートやミックスフルーツにしたり、フレッシュジュースを作るのもいいでしょう（いろいろなジューサーが出回っています）。果物の変化に富んだ味を楽しめます。外国産の果物も忘れないようにしましょう。いつもの果物にマンゴーやキウイを混ぜたら、目にも楽しい一皿になるはずです。

旬の果物の季節は短いのがふつうです。もし、あなたの家に庭があるなら、収穫した果物を自分で冷凍できます。庭がなければ、市販の冷凍されたものを買って来て、自家製の「ミルクセーキ」やデザートの飾りつけにできます。冷凍の果物はいい点がふたつ。まず、素材の味がちゃんと保たれていること、もうひとつは、すでに甘味のついた市販のジャムと違って、砂糖の量を好みに合わせられることです。

子どもたちにはできるだけ早く、「おいしい」果物と、そうではない果物の違いを経験する機会を与えます。野菜もそうですが、形が大きく、色がきれいであればおいしいというわけではありません。たとえば、リンゴを買うときは子どもと一緒に行きます。日本でもリンゴは、ふじ、紅玉、国光、デリシャス、つがるなど、いろいろなブランドがあるので、子どもと色や形、味を比べてみましょう。

クリーム状、クリーミー：クリームのトロッとした粘り気のある印象を言います。ムースはクリーミーと言えます。

燻製《くんせい》（魚、肉）：魚や肉の保存を目的に1000年以上前から行われている方法です。燻製することによって得られる風味と人工的に添加した「燻製風」の風味は違います。燻製の風味は子どもたちの口には少し強いので、慣れることが必要です。たとえば、スモークサーモンにレモンを数滴絞れば、子どもも食べやすくなります。

ケチャップ：アメリカ生まれのこの調味料は、色が鮮やかなうえに甘くて、子どもたちの大好物。なかには、何にでもケチャップをかける子どももいます。禁止するのはいいやり方とは言えません。叱る前に、なぜ子どもがそれほど好きなのかを理解するようにします。最初にケチャップを食べたのは、どこで誰とでしょう？　子どもにとってはどう見えるのでしょう？

子どもたちにトマト本来の匂いのする、本物の自家製トマトソースを作りましょう（あなたが自分で作ったトマトソースを冷凍保存しておけば、いつでもパスタや卵料理に使えます。使いやすいよう少量ずつわけて冷凍すると便利）。そうするとケチャップは、あっという間に王座を譲るでしょう！

語彙《ごい》（味覚の）：「やばい！」「超ウマイ！」「激マズ！」……。最近の子どもたちの言葉づかいは、ご存知のとおりです。あなたがいくら「時流に乗っている」と思われたくても、子どもたちのように話してはいけません。バカにされるだけでなく、子どもたちにとってもよくありません。それよりは、感じたことや色について正しい言葉を使って子どもと話すようにします。そうすると素晴らしいコミュニケーションの機会になり、とてもいい教育にもなります。物事はすべてが関連しあっています。自分が食べるものについて話ができる子どもは、他のテーマでも自己表現できます。他人や人生に対しても、よりオープンになるでしょう。

このソースは口当たりがいい、このデザートはシャリシャリしているなどと説明できると、気持ちのうえでも楽しくなれます。自分の感覚を表す表現力を磨くことは判断力を磨くことで、つまり個性を磨くことでもあります。

高温殺菌：高温殺菌は、1804年にフランス人のニコラ・アペールによって発明された保存法で、食品を密閉した瓶に詰めて105～110℃の温度で殺菌して保存するもの。やはりフランス人のパストゥールが発明した低温殺菌法（「低温殺菌」の項を参照）と同じように、食品の感覚的質（味、匂い、食感）に影響が生じます。

広告：「広告」、特に食品のテレビCMに子どもたちは弱いものです。子どもたちと一緒に、CMが与える夢の世界や詩的な雰囲気を楽しむようにしましょう。ただし、同時にCMの見方を伝えましょう。「○○商品を買わないといけない」、「××ちゃんたちも買っている」など、子どもの脅迫まがいの言動に屈してはいけません。もし××ちゃんがCMの言いなりになっていても、それはその子たちの問題で、あなたの子どもの問題ではありません。子どもたちには「スポット広告」に込められたメッセージの真偽をよく見極めるように導きます。すぐに素晴らしい消費者になるでしょう。

香辛料、ハーブなど：使い方は、国や地方、季節によって違います。どんなにシンプルな料理でも、香辛料やハーブを加えるだけで、見た目も味もご馳走になり、料理が楽しくなります。子どもはこれらの味にとても敏感なので、幼児に香辛料を使うときは慎重に。しかし、ハーブなら思いきって楽しんでいいでしょう。野菜に細かく刻んだパセリのみじん切りをふりかけたら、子どもは喜ぶでしょう。もし手に入れば、チャーヴィルも小さい子どもが喜ぶ味。生クリームを使ったクリームソースに刻んだハーブを入れても、大喜びでしょう。ローズマリーやフェンネル、バジルなどとも仲良くしましょう（子どもたちはハーブを入れた野菜のスープが大好きです）。

香辛料では、辛味の強い唐辛子は避けます。子どもの口の中は大人よりずっと敏感なのを忘れずに。それより優しい味のパプリカ（辛いのもあるので要注意！）や少量のナツメグ、ショウガにします。これらの調味料を使うときは、発見の機会です。どの国からきたのか？　どんな料理に合い、それはなぜなのか？　子どもの興味をそそる問いかけをしてみましょう。
香辛料とハーブについての本を買いましょう。そして子どもがパセリを刻みます。庭がなければ、ベランダでタイムやローリエなどを一緒に育ててみます。子どもは得意になって、ミニ菜園の世話をするでしょう。

コカ・コーラ：コカ・コーラについては善悪を論じても始まりません。若さの象徴！「若者」の生活スタイルの一部です。コカ・コーラが発明されたのは1886年、アメリカ合衆国ジョージア州アトランタで、第2次世界大戦中に海兵隊によって世界中に普及しました。しかしこの大瓶1本が、なんと角砂糖15個分にも匹敵することは知っておいて損はありません。砂糖は味覚を隠すので（第1部の「味覚の多様性」と「砂糖」の項を参照）、「いい飲みもの」とみなすことは難しいでしょう。アメリカでは、栄養学者たちが砂糖を市場から追い払うキャンペーンをしましたが、メーカー側は糖分のない「ダイエット・コーク」を発売しました。そうして、若者の象徴も生き残りました！
冷蔵庫をこんな飲みものでいっぱいにするより、おいしいフルーツジュース（「果物」の項を参照）を入れておくようにしましょう。しかし、もし子どもたちが、友だちと同じようにしたい、元気を出したい、スポーツの後ののどの渇きをいやしたいなどの理由でどうしてもコカ・コーラがほしいと言ったら、理解を示すようにしてください。小さなコツ、それはある年齢をすぎたら自分たちのおこづかいで買わせるようにすることです。あっという間に嫌いになるでしょう。

焦げた匂い：焼きすぎたトーストなどの黒焦げになった匂いや、燻製したサーモンや肉などのスモーク臭を連想させるもの全般を言います。ワインの味を表現する用語では一部のワインで感じられる「火打石」の匂いがすることの表現にも使います。

米：米は日本を代表する主食です。パンやパスタなどが広く普及していますが、それでも日本は米文化の国といえるでしょう。

米は大きく分けるとうるち米ともち米があり、うるち米はさらにジャポニカ米とインディカ米に分けられます。日本では主にジャポニカ米ともち米が食べられています。米は、日本各地でその地方の土壌や気候に合わせた品種が栽培されています。子どもといろいろな地方の米を味わってみましょう。また、新米、それも精米したてのものの味はぜひ経験して欲しいものです。

海外では主にインディカ米が食べられています。それも地域によって特色があります。世界のさまざまな地域の米を味わえば、世界の気候やいろいろな国の食文化への興味へとつながるでしょう。

ゴーヤ：ゴーヤは、子どもたちの嫌いな野菜です。とにかくあの独特の味に子どもたちは顔をしかめてしまいます。それも長期間！　大人でも、特に苦味に敏感な人は（「苦味」の項を参照）、一生嫌いな人がたくさんいます。

子どもたちに無理に食べさせてもムダです。少しずつ味わって慣れるようにしましょう。調理して苦味をおさえたいなら、おばあちゃんの知恵に通じる「コツ」がいくつかあります。最初に、ふたつに縦に切ったらワタをていねいに取って、水洗いします。ゴーヤの苦み成分はワタと実のあいだにあるので、苦味をしっかりとりたいならワタはきれいに取り除くようにしましょう（ワタ自体が苦いわけではありません）。次に、できるだけ薄くスライスしたら砂糖でもんで15分くらいおき、出た水分を捨てます。さらに苦味を取りたい場合は、軽く20秒程度茹でて茹でこぼします。また、ゴーヤの苦み成分は脂溶性なので、油を使って炒めたり揚げたりしても苦みがやわらぎます。

○さ行

魚：（「骨」の項を参照）

サクサクした：子どもたちが好きなのは、なんといってもやわらかい食べものなのですが、専門家によると、サクサク、カリカリしたものがその上をいきそうになっています。

第二次世界大戦では、チューインガムのブームに火がつきました。最近のCMを見ると、噛んでサクサクするものが好まれているようです。その証拠にスナック菓子などが、子どもたちの好きな食べもののリストの上位になっています。

子どもたちと、リンゴを歯で噛んだときのサクサクという音を聞いてみましょう。

砂糖：かつては贅沢品で、薬としても使われていた砂糖は、現在はごく一般的な商品として市場に氾濫しています。日本人はひとり平均年間約16kgの砂糖を消費しています。フランス人は約40kg、イギリス人は約32kg、アメリカ人は約34kgです（２０１６年現在）。

世界的に、砂糖と脂肪の摂りすぎは害になると警告されています。とはいえ、子どもたちは砂糖を必要としており、好きになるように生理的にプログラミングされています。厳しく制限しすぎるのも、放任するのもいけません。ちょうどその中間がいいのです。甘いものは美しく、おいしい！　しかし、甘すぎるのは危険です（「飴（飴類）」と「お菓子」の項を参照）。

サラダ：（「ソース、たれ」「酢」「唐辛子」「ハーブ」の項を参照）マヨネーズが好きな子どもは多く、マヨネーズを使ったサラダは人気です。でも、マヨネーズもドレッシングも使わないサラダでシンプル、レタスやベビーリーフ、サラダ菜などをそのまま食べてみましょう。ロメインレタスのしゃきっとした歯ざわりや、カイワレ大根の辛味、クレソンの酸味など味わうのです。

また、できるだけ早い段階で、アート感覚でサラダを作るように導きます。実際にサラダの仕上がり次第で、その食卓の心地よさや洗練度が変わるのがわかります。もちろん、サラダ菜はきちんと水切りし、いたんだ葉は取りのぞき、切って、おいしく味つけされていなければなりません。時間は少しかかりますが、簡単な作業なので子どもたちと一緒にやりやすく、ついでに「こういう細かいところに注意しないとおいしくならないのよ」などと伝えるのにいい機会になります。

どんなサラダにするかも創造の機会です。子どもに新しい野菜の組み合わせや、新しいドレッシングの発明をまかせましょう。子どもは喜んでハーブやトマト、タマネギなどと向き合うでしょう。

酸敗《さんぱい》**：**食品が水分や熱、細菌の影響で酸化、分解し、匂いが発生するもの。一般に、劣化した、あるいは鮮度が失われたと言います。酸敗は油脂や酒類、コーヒーなどでよく起こります。また、コーヒーポットなどの調理器具も保管方法が悪いと酸敗臭が生じ、それが食品にうつることがよくあります。子どもたちには容器を使う前に匂いをかぎ、酸敗臭がないか確かめるように導きます。

塩：離乳食のピューレや、あなたの皿にも、塩は入れすぎないように注意しましょう。子どもの粘膜は繊細なので、子どもの味覚「閾値」は大人と同じではありません。塩は料理を食べるときに一人ひとりが自分の皿にふるように。そして、子どもが自分自身でおいしいと感じる塩加減を見つけるようにします。

塩味：(「塩」の項を参照)

舌の乳頭：詳しいことは省略しますが、味を感知するのは、おもに舌の上と口腔内（図3参照）に存在する乳頭で、杯状、茸状、葉状、糸状の4種類あります。しかし、本当の味覚の受容体はその表面にある「味蕾《みらい》」であることを知っておいてください。これは特別な感覚組織で、乳頭にかなり多く存在します。子どもの味蕾の数は大人より多く、特に新生児では頬の内側と舌の内部一面をおおっています。この数は6歳までは減り続けるのですが、味覚機能に変わりはありません。

最後に、味細胞の平均寿命は約100時間であることも知っておいてください。つまり、細胞はたえず再生されているのです。おかげで、私たちの口はつねに「新品」というわけです。

質：食べものや飲みものには、2種類の質があります。第1の質は栄養と衛生に関する質で、慣習や法律によって定められた数値基準により価値を測定することができます。一方第2の質は、食べものの感覚的な質、言い換えると食べものが潜在的に持っている喜びで、経験と結びついています。この第2の質は、各個人が食べたり飲んだりすることを通してはじめて得ることができる価値で、数値で測定することはできないものです。これこそが創造的、もっと言うと芸術的な分野になります。

食感（テクスチャー）：食べものの食感は、子どもにとってきわめて重要です。子どもは、セロリのような繊維の多い野菜や、筋の多い肉（カレーやシチューに使われる）などの食感が嫌いです。それでも、ある程度の努力はさせなければなりません（「噛む、咀嚼」の項を参照）。現在は、繊維のないハムが作られていますが、食品としては味気ないものです。

繊維が多い食べものが嫌いな子どもにならないようにするために、たとえば、子どもに牛肉のバラ肉がどんなにおいしいか経験する機会を作ります。もちろん、歯が生えそろってからですが。

脂肪：栄養士の皆さんには申し訳ありませんが、脂肪はときにおいしいものです。しかし、脂肪と脂身は必ずしも同じではないので要注意。大人もそうですが、油っこい料理が嫌いな子どもも多く、そういう子は肉や、ハムの脂身も嫌いです。一方で、やわらかくて、食べやすい肉が大好きです。しかし、ここに落とし穴が。肉のやわらかい質感は、脂肪からくるのです（「肉」の項を参照）。そこでアドバイスをひとつ。小さい子どもに肉を食べさせるときは、脂身ごと焼いて、提供する前にそれを取りのぞきます。

脂肪は多すぎてもいけませんが、少なすぎると味が貧弱になります。そのバランスを見つけるのはあなたです。欧米で始まった脂肪を敵視する傾向は猛威をふるっており、日本も例外ではありません。しかし、あなたが体重を減らしたいからといって、子どもが必要としている脂肪を奪ってはいけません。「脂肪分０％」のチーズやヨーグルトなんて、なんと悲しいことでしょう。

ジャム：チョコレートやケーキと同じように、小さな子どもはジャムが大好きです。いちばんいいのは、家で季節の果物（「果物」の項を参照）で作るジャムで、それに勝るものはありません。作るときは子どもたちも参加しましょう。これは目にも鼻にも口にもとても楽しいイベントです。ただし火傷には要注意！　とはいっても、どの家にも庭があるわけではなく、作る時間のない人もいます。そこで市販のジャムを使うのですが、子どもが砂糖の味より果物の味を味わえるものを選びましょう。同じ値段でもブランドによって質は驚くほど違い、同じブランドでも果物が収穫された年によってまた違います。

第1のアドバイス：ラベルに書かれている原材料表示で果物の割合を見ます。シロップは味覚をおおってしまうので、シロップを含むジャムはできるだけ避けます。

第2のアドバイス：産地に変化をつけ、それを子どもたちが比べられるようにします。子どもたちと、赤い果物や黄色い果物などの味について話し合うのです。

第3のアドバイス：子どもたちが目でも、口でも喜ぶ贅沢を！　たとえば、台所の子どもたちの手が届くコーナーに「ジャム専用」の小さな棚を作るのはどうでしょう。

収れん性：口蓋や舌を収縮させる独特な感覚で、タンニンの刺激と比べられます。収れん性がある食品は、渋い緑茶や渋柿、コーヒー、ココア、ワインなどです。収れん性の感じ方は住んでいる地域によっても違い、たとえばフランスでは大西洋岸に住む人は内陸に住む人より閾値が高い傾向があります。

熟成：肉やパンが進化する、すなわち熟していく状況のことです。肉を熟成させるには、ある一定の時間、ある一定の温度で保存しておくことが必要です。こうして熟成させた肉は、よりやわらかく、より豊かなアロマも楽しめます。パンの熟成は、長期間の保存用に作られた形の大きいパンで見られます。熟成パンには他にはない特性があります。このパンのおかげで、フレンチトーストや、パンを使ったスープや煮込み料理、朝食の飲みものにパンをひたしてやわらかくして食べる習慣などが生まれました。

授乳：あまり知られていないことですが、母乳（「乳、牛乳」の項を参照）の味はやや甘く、お母さんが摂取する食べものによって味も変化します。イギリスの大学の実験で、学生たちにさまざまな国籍の女性の母乳を味見させたところ、彼らが好んだのはインドの女性の母乳でした。彼女たちはカレー風味の食べものを食べているので、味も違ったのです。

もしあなたが母乳派で、赤ちゃんにおいしそうに飲んでほしかったら、強すぎる味やキャベツなどの野菜、ジビエ料理などは避けましょう。赤ちゃんの食欲を増進させたいと思ったら、クミンなど食欲増進効果のあるスパイスで味つけしたものを食べるといいかもしれません。

小児科医：小児科医は例外をのぞいて、あくまでも医学的な立場にいます。あなたが赤ちゃんを抱いて産院を退院してから、最初に診察を受けるのが小児科医です。あなたは小児科医に何を期待しますか？　最初に言ったように、小児科医の仕事はあくまでも医学的な問題。別の言い方をすると、あなたの子どもの好き嫌いは、身体的な数値が異変を示さないかぎり、小児科医には興味がなく、しかも、好き嫌いが病気に結びつくケースはごくまれにしかありません。

そして、なかには勘違いをしている医師もいて、ある医者には「おすすめの」ミルクがあり、それはメーカーから提供されたサンプルだったりします。粉ミルクの栄養価はほとんどすべて同じですが、味はみんな違っていて、子どもは味に敏感です。医師の言葉は母親に大きな影響力を持っています。たとえば、レバーなどの内臓をすすめられれば、必死になって子どもに食べさせます。小児科医の意見をうのみにした真面目なお母さんのおかげで、内臓（「内臓」の項を参照）が一生嫌いになる子どもは、いったい何人いるでしょう。

ビタミン類を与えるのはいいとして、内臓のように見た目が受け入れがたい料理を強制するのはいけません。そこで小さなアドバイス。できれば、食卓のことに関しては柔軟な小児科医を選ぶようにします。

食事：子どもたちが食卓についたときの変な好みや、食欲のなさを嘆いている親は多いようです。ここで少し親として自分を振り返ってみましょう。家での食事はどのようにしていますか？　自宅では決まった時間に食べていますか？　汚いテーブルの片隅？　それともきれいに準備したテーブルでしょうか？　全員そろってですか？　それとも各自が好きな時間でしょうか？　食事はリラックスできる時間でしょうか？　それとも苦痛な時間でしょうか？　など。

次に子どもたちは、家での食事をどうとらえているのでしょう？　食事の前に甘い飲みものやお菓子など、何か口にしたでしょうか。もしそうなら、なぜでしょう？

急いでいるときや朝寝坊したとき、または遅い朝食のブランチなどは、きちんとしなくてもかまいません。しかし、家族そろっての食事はできるだけ大切にしなくてはなりません。心落ち着ける場所にすることで感情のバランスが保たれ、味覚は大きく開花します。

食癖《しょくへき》：多くの親は、子どもの食習慣が常識から外れているのではないかと気をもんでいます。なかにはびっくりする癖もあり、ある子どもはサンドイッチにチョコバーとサラミの薄切りをはさみ、別の子どもはチーズを紅茶につけて食べるそうです。また、ある男の子はクラッカーだけ、ある女の子は甘いコンデンスミルクしか食べないなど、「固執癖《こしつへき》」の子どももいます。

どうすればいいのでしょう？　何度も言いますが、お説教はいけません。また、パニックになってもいけません。どんなに変に見えても、これらは栄養のある食べもので、危険はありません。味覚は押しつけるものではなく、一連の小さな行動の積み重ねと、環境によって伝えていくものです。

ここで質問です。あなたの子どもは小さい頃、料理を前にしてどんな態度を取り、それに対してあなたはどう対応したでしょうか。喧嘩はあったでしょうか？（「年齢」「愛情」「とがめない」「嫌い」の項を参照）子どもたちのこういう癖は、親子間のコミュニケーションの行き違いや無関心、親の怠慢からくることが多いのです。

アドバイスのひとつは、かけ引きをうまくすること。「ねえ、ママにそのサンドイッチを味見させて」などと、わざと言ってみてもいいでしょう。もうひとつは、冗談に頼ること。たとえば、その子の名前が太郎なら、サラミとチョコバーをはさんだ「太郎の特製サンドイッチ」を家族全員に出します（予備にあらかじめ、特別おいしい一品を用意しておきます）。病気と違って、子どもの癖はすぐには治せません。しかし、笑わせることはできます。笑いは食欲をわかせるには最高です！

食欲：食欲のない子どもには、あの手この手で味覚に訴えなければなりません。まず心がけたいのは、子どもが食事以外に何を食べ、飲んだか知っておくことです（「食事」の項を参照）。食卓につくからには、食欲は「全開」であってほしいのです。食事の環境や、提供するときの状況はとても重要です。

子どもを食いしん坊にしたいなら、簡単な方法がいくつかあります。第1は、単調になるのを避けること（「単調」の項を参照）。第2は、生後6か月から1歳になったらすぐ、ポタージュなどのスープやピューレなどにパセリやしょうが、クミンなどのハーブ類や香辛料で風味を加えること（唐辛子はほんの少量から始めること！）。これらは食欲を刺激するだけでなく、口の中を働かせます。また、色どりによって美的センスもやしなえます（「飾り」の項を参照）。第3に、あなたが食事を作っているあいだに、料理やソースの匂いをかぐことや、味見にどんどん誘うこと。こうして子どもの嗅覚や好奇心が目覚めるのですから。

食器：子どもが食事をするために、どんな食器を選ぶかは重要です（「飾り」の項も参照）。子どもは縁の欠けたお皿やお椀で食事を出されると嫌でしょう。また、派手な色のプラスチックの容器で出されるのも嫌うでしょう。

まずはあなた自身が試してみましょう。料理や飲みものは、それがどんなにおいしくても、キャンプ用の食器で出されるのときれいな食器で出されるのとでは味がまったく違います！

手頃な値段のシンプルな食器でも、子どもを王子さまの気分にさせることができます。もう一度念をおしますが、食器は十分に清潔で、洗剤など余計な匂いのないものでなければいけません。

酢：いくらお酢が好きでも、かけすぎには注意しましょう。酢は子どもの粘膜や胃に強い刺激を与えます。また、酸味に対して敏感な人もいるので、他の人への配慮も忘れずに。お酢にはいろんな種類があります。地方によっても違いますし、米酢やリンゴ酢、ワインビネガーなど原料によっても違います。子どもたちにいろいろな酢を味わう機会を与えましょう。

捨てる：子どもにはぜひ、食べものを捨てないようにアドバイスしたいものです。子どもは食べもの、そして特にそれを作った人を尊重することを学ぶでしょう。「残り物」は、新しい味つけや盛りつけを考えて、まったく別の一品に見せることもできます。昔のおばあちゃんの知恵です。子どもがまずいクッキーを箱ごと捨てたら、次はおいしいメーカーの名前を教えます。

清涼感：口にさわやかな印象を与える感覚で、もっとも知られているのはミントです。天然の食品にはこの特性をもつ成分を含むものが多数あります。

繊維、繊維質：繊維は小さい子どもの敵。ですから子どもはセロリ（繊維が多いだけでなく匂いも独特）や長ネギ、筋っぽい肉などが嫌いです。だからといって、繊維の多い食べものをすべて取りのぞいてはいけません。メーカーのなかには繊維のないハムを提供しているところもありますが（「ハム」の項を参照）、まったくハムの味がしません。それよりは、赤ちゃんには質のいいハムや肉を、嚙める大きさまで刻んで与えたほうがいいのです。子どもが少し大きくなったら、肉は繊維の方向に薄く切ってあげるようにします。お肉屋さんにもどんどんアドバイスを求めましょう。恥ずかしがる必要はありません。また、野菜は、調理法によって食べやすくできるものもあります（「ゴーヤ」の項を参照）。

ソース、たれ：子どもはサラダのドレッシング作りをまかされたら、大喜びするでしょう（「サラダ」の項を参照）。子どもの味覚を育むには最高の方法です。そして、もし子どもに料理の素質がありそうなら、三杯酢やごまだれ、酢みその作り方を教えましょう。あるいは、思いきってホワイトソースや、田楽みそを作る方法を教えるのもいいでしょう。

○た行

タバコ：タバコの匂いや煙が、グラスや皿などあらゆるところに侵入するのはもうご存知でしょう。小さな子どもが食事をしているそばや、子どもの食事を作っているときは、タバコを吸ってはいけません。親がタバコを吸う赤ちゃんは、3倍から4倍の割合で原因不明の嘔吐をすることが、研究でも明らかになっています。

食べられないもの：料理を食べる気がしないということはおいしそうに見えないということ。無理に食べる必要はありません。外国の料理で、食べたことがなくて手が出ないのなら、材料や作り方を説明してもらい、それから口をつけて、どんなものかを知ればよいでしょう。

卵：たんぱく質を必要としている子どもには、いちばんに与えたい食べものです。卵には神秘的な面もいっぱい。形や殻の不思議さ、食べるには殻を割らなければならず、粘り気のある白身があらわれたと思ったら、なかにトロッとした太陽のような黄身が隠れています。これだけ赤ちゃんを引きつけるサインがあれば、バターをたっぷりぬったカリカリの細切りトーストに半熟卵をつけるだけでも喜んで食べてくれます。他の卵料理、特にふわふわの卵焼きは、小さい子どものごちそうです。

放し飼いで飼育された地鶏の卵を見つけるのは、ますます難しくなっています。鶏肉も卵も昔のような味ではありません。しかし、卵のおいしさを確保するいちばんのポイント、新鮮さを追求することはできます。見分け方は白身と殻のあいだの空間、「気室」の大きさです。気室が大きいほど卵は新鮮ではありません。殻を割ったときに、黄身が横に広がるのも新鮮ではありません。

もし、あなたが産み立ての卵を小売りしているような店、または農家を知らないなら、パッケージ入りの卵の新鮮さには特に注意を払わなければなりません。表示に「新鮮卵」と書いてあっても信用しないように。赤ちゃんのためには「超新鮮な」卵を探しましょう。賞味期限は安全に食べられる期間を示していますが、産み立てを保証するものではありません。通常産卵日から2週間以上後の日付となっていることが多いようです。最近は産卵日も併記されていることが増えてきているので参考にしましょう。店頭で冷所に保存されていないパッケージには注意します。固ゆで卵のようにしっかり火を通さない、半熟卵には特に質のいい地鶏の卵を買うようにします。

タマネギ：（「ニンニク、タマネギ」の項を参照）

炭酸飲料：テーブルワインの消費は落ちていても、炭酸飲料の消費ははね上がっています。ぜひ念頭においていただきたい数字があります。３３０mlの炭酸飲料1缶には、なんと角砂糖7個分に相当する糖分が含まれているのです！ 炭酸飲料には、甘味に加えてクエン酸、炭酸ガス、そして果物を連想させる香料も入っています。炭酸ガスが加えられるのは、自然に発酵した飲みものを真似ようとしてのこと。ケフィル（発泡性乳酸飲料）やビール、リンゴのシードル、シャンパンなどの発泡性の飲みもので、それらの泡は自然発酵からきています。

食卓につく前に炭酸飲料を1～2缶飲んだ子どもは、胃が炭酸ガスと甘味（「甘味」の項を参照）でいっぱい。その結果、空腹感がまったくありません。しかし、食後1時間もしてそれらが排出されると食欲が戻り、何か甘いものを食べることになります。これでは悪循環。子どもが甘い炭酸飲料をほしがっても、譲歩してはいけません。それよりはむしろ天然のもので匂いをつけた水にしましょう。市販のミネラルウォーターの中には、オレンジやレモン、グレープフルーツなどの天然香料だけが入っていて、砂糖も人工的に合成された成分も入っていないものもあります。

単調（メニューの）：毎日、うどんやハム・ソーセージばかり与えるのはダメ！ 味覚は多様性を追求してこそつちかわれます。食卓では嫌々食べ、外で隠れて既製品の味の悪いお菓子や食べものを買う子どもたちは、家庭の単調な食事にうんざりしていることが多いのです。あらゆる手を使って子どもたちの好奇心を目覚めさせます。白身の肉と赤身の肉、煮魚と焼き魚を交互にするなど、メニューはひんぱんに変えて工夫し、つけ合せの野菜やサラダ、ソースにも変化をつけます。あらかじめおいしい料理を作って冷凍しておき、メニューが思いつかない日のためにそなえておきます。

おりをみて、新しいレシピや、新しい皿など、小さな「ハプニング」を演出します。台所で行動を起こすのです！（「飾り」「香辛料、ハーブなど」の項も参照）。

チーズ：子どもは発酵した乳製品の匂いを嫌うことが多いようです。4歳の男の子と女の子を対象にさまざまな匂いをかがせたフランスの調査によると、チーズの匂いがわかると言ったのは、チーズを知っている子どもたちの半数だけでした。また、匂いがわかると言った子どもたちは「いい匂いがする」と答えたそうです。同じくフランスの調査では、7歳では子どもたちの3分の1がチーズを知っていますが、いい匂いと答えたのは約10%だけです（第1部の「味覚の発達、新生児から思春期まで」と、「年齢」の項を参照）。

チーズの発酵臭は、強い匂いのひとつに挙げられます。思春期が過ぎて感覚器官が変化すると、すべてが変わります。一般的に匂いの強いチーズは、大人でも昔ほど好まれなくなっています。したがって、子どもに匂いの強いチーズを味わわせるのは時期を待つように！　それより、食べやすいコンテやグリエールなどのチーズを買いましょう。子どもは、プロセスチーズが大好きですが、ナチュラルチーズの味もぜひ知ってほしいものです。可能であれば、チーズ専門店でその場で切り分けて「量り売り」をしているチーズを買いましょう。一般に市販されているビニールの袋に入ったチーズは（「包装」の項を参照）、味や匂いなど、感覚的な特性の大部分を失っています。また、一般の冷蔵庫の温度はチーズには冷たすぎて、独特のアロマがおさえられてしまいます。

子どもにさらに一歩進んで教えるなら、生の牛乳で作られる「農場」の自家製チーズと、ふつうの60℃で低温殺菌されている「牛乳」で作られているチーズの違いを体験する機会を作ります。これはチーズの基本です！

乳《ちち》、牛乳：（「授乳」の項も参照）あなたは母乳派でしょうか？　それとも粉ミルク派でしょうか？　どちらがいいと言い切ることはできません。ただし母乳の場合、新生児は成分と味の変化に敏感なことを知っておいてください。最初に分泌される母乳は水っぽく、それから濃くなって、濃度は4倍にもなります。その結果、赤ちゃんは次のふたつのどちらかになります。もうお腹が空いていないか、もしくは水分が欲しくなって、もっと水っぽいお乳を求めて、もう片方のおっぱいを求めます。

粉ミルクをベースにした人工乳では、消化不良をおこすことがよくあるようです。その場合は当然、小児科医の診断を受けます。幼児期が過ぎたら、市販の牛乳でも生産地が違うものをいろいろと試すようにします。味の質はとても変化に富んでいます。

農場で作る生乳については、味は必ずしも絶品とは言えず（牧草や、牛の品種によって違います）、飲む際には沸騰させなければなりません。温めた牛乳に張る膜を嫌う国が多いのですが、ごちそうとされている国もあります。

地方：都会生活は社会や民族の「混合体」。都会で生まれた子どもは、自分の「ルーツ」を知らないことが多いようですが、それは残念なことです。そんな子どもたちに、祖母の味であるがめ煮（九州の郷土料理）や義母の味のけんちん汁のレシピを通してルーツを伝えましょう。子どもに各地方の地理や気候から生まれた、個性豊かでおいしい料理があることを説明します。夏休みなどはいい機会、家族で訪れた旅行先で、子どもと地方の名物料理を味わいましょう。たとえば、鹿児島県へ行ったら、子どもと一緒に「かつお節工場」を訪ね、かつお節を作っている生産者と話をするのもいいですね。

着色料：着色料を使うと子どもの気持ちはすぐにとらえられます！　でも、それはあくまでも色であり、味ではありません。味覚の教育では、着色料を信用しないよう、早めによく伝えなければなりません。着色料には、日本の場合、タール系色素の食用赤色2号、3号、40号、102号、104号、105号、106号、食用黄色4号、5号、食用緑色3号、食用青色1号、2号など、いろいろあるのですが、ただの化粧です。

しかし、なかには着色料なしではとても食べる気がしない食品もあります。また、着色された商品がすべて味覚の点で劣るというわけでもありません。いずれにしても工業製品とみるや反対するのではなく、たとえ許可されたものでも、着色料を使用しない商品を買ったほうが好ましいということです。

チョコレート、ココア：固形でも液状でも、とにかく子どもたちは大好き。さまざまな商品が売られていて、牛乳にすぐ溶けるココアなどは朝食やおやつにはとても便利です。しかし、溶けやすい市販のココアは、味覚の観点からは議論の余地があります。チョコレートの原料であるカカオのアロマが砂糖で隠されていることが多いからです。同じ現象は一部の板チョコや、ひと口チョコにも言えます。砂糖や脂肪分は多いのですが、カカオ豆の味が足りないのです。

それはそれとして、小さい子どもは、いわゆる「ミルク」チョコレートのほうが好きです。アロマが豊かで苦い味のするブラックチョコレートへの「移行」は、思春期か、それより遅い例が多く、あるいはまったく移行がおきないこともあり、ここでも干渉しすぎは無意味です。チョコレートには感情に訴える強い力があり、もらうと子どもは「ごほうび」のように思うこともあります。食べ過ぎはいけないとむやみに取りあげるのは、最低のやり方。いずれ子どもは家の外に買いに行くでしょう。

また、子どもはチョコレートに含まれる亜鉛やマグネシウムなどを必要としています。取りあげるよりは、「教育」と体験にいかすほうがいいでしょう。つまり、子どもが隠れて食べるのを怒るより、豊かな匂いとアロマのおいしいチョコレートを与える、もしくは質のよい材料を使って本物のチョコレートムースを作ってあげるのです。パンには、市販のチョコレートクリームではなく、バターをぬった上におろした本物のチョコレートをかけてあげるのもよいアイデアです。

手洗い：手を洗うのは、礼儀や衛生面からだけではありません。食卓につく前に手を洗わなければいけないのは、バイキンから身を守るだけでなく、指にこびりついている匂いで食べる楽しみをそこなわないためです。それを子どもに説明します。

適度な、食べごろの：適度な火の通り具合、適度な熟れ具合の果物など、食べものが期待した通りの食べごろの状態にあることです。食べごろのものを食べることは喜びをともなう経験となります。これは、子どもたちにとっては重要です。一度その味を覚えると、その味を楽しむために生活態度も素直になり、果物が熟れるまで我慢できるようになったり、食事の時間にきちんとテーブルにつくようになります。時間に遅れたら、料理の火の通り具合が「食べごろ」ではなくなるからです。

低温殺菌：昔は農場の牛乳を飲んでいましたが、現代っ子は市場に出回っている低温殺菌された牛乳しか知りません。休みに田舎へ行ったときなどに農場で絞りたての牛乳を買ってみましょう。値段の高さにびっくりしますが、濃厚な白い液体が「誇らしげに」見えます。

では、低温殺菌とは何でしょうか。これは1862年、パストゥールによって発明された方法で、食品をある程度の時間、75℃から85℃の温度にして殺菌するものです。当初の目的は、食品流通過程での衛生面の改善にありました。問題は、食品の味や匂いなどの感覚的特徴を変えてしまうことです。したがって、温度に接する時間を減らし、接する表面積を増やすなどして技術の改良がはかられ、現在は「超高温殺菌」（140℃で2秒間）が一般的になっています。それと同時に輸送手段が早くなり、食品の流通はますます改善されています。これらの技術は衛生面では確実に効果的ですが、味の点では残念ながらそうでもありません。子どもが生乳の味を体験する機会を作りましょう。ただし、保存の仕方と商品の不安定さには注意してください。

テーブルクロス：（「ナプキン」、「飾り」の項を参照）

唐辛子：基本的に、子どもはピリピリ刺す感じや、ヒリヒリ焼ける感じが嫌いです。しかし、10歳ぐらいにかけて思春期の徴候があらわれると（第1部の「味覚の発達、新生児から思春期まで」と、「年齢」の項を参照）、子どもたちの感覚器官は重要な変化をとげます。

突然、強い刺激を求めるようになり、何にでも七味唐辛子やタバスコ、ラー油などをかけようとする子どももいます。しかし心配しないでください。これもまた遊びです。強い味で自己主張をするのは、特に男の子に多いのですが、女の子も真似をすることがあります！

子どもが何にでも唐辛子が入ったものをかけたがっても、禁止してはいけません（「禁止」の項を参照）。ますます惹かれていくだけです。それよりは、あなたのほうで辛味をおさえた商品や辛さだけでなく、風味を増してくれるようなものを選びます。

とがめない：どうか、子どもたちをとがめないでください！　もちろん、出すもの全部を嫌がられたら、こんなイライラすることはありません（「嫌い」の項を参照）。精魂こめて作ったオムレッツや時間をかけて煮込んだクリームシチューにケチャップやソースを大量にかけられたら、頭にくるのも当たり前。子どもがチーズを紅茶にひたして食べるのを見た日には、宇宙人を相手にしていると思うでしょう。

しかし、裁判官になって裁いてはいけません。味覚の世界では、どんなにおかしなことであっても、よい、悪いでは判断しないのです。それは形を変えた子どもからのメッセージかもしれません。ですから慎重な対応が必要です（「食癖」の項を参照）。

○な行

内臓（レバーなど）：牛や豚のレバーなど、いわゆる内臓を絶対に食べられないという大人は何人いることでしょう。たいていは子どもの頃、かかりつけの小児科医（「小児科医」の項を参照）や、熱心すぎる親から、成分が体の成長にいいからと、見た目もよくないこれらの料理を強制的に食べさせられたのが原因です。

子どもの好きな味と嫌いな味のアンケート調査によると、内臓類はもっとも嫌いな食べもののなかに入っています。驚くことはありません。専門家たちによると、牛も豚も昔のものとは変わってしまったようで、肉の繊維には水分がなく、内臓は完全にゴムのようです。

子どもたちに強制的に内臓を与える前に味見をしてみてください。もしあなたが嫌いだったら、子どもたちも好きにはならないでしょう。しかし、ご安心を。現在は、内臓より栄養豊かでおいしい食べものはたくさんあります。

ナプキン：食卓に必要なものですが、子どもたちは、ナプキンを使うのが大嫌い。でも、子どもたちにナプキンを使わせるのは意地悪ではありません。将来ちゃんとおいしくものを食べられる人になるには、敏感な鼻を持ち、まわりを尊重しなければなりません。前菜からデザートまで、手に余計な匂いがついていたり、唇が汚れたりしていてはいけません！

布のナプキンを普段から使い慣れるといいでしょう。つねにきれいなものを使うように。前の食事の匂いが少しでもついていると、味の感覚が乱されます。家族それぞれにナプキンリング（またはナプキン袋）を用意するといいでしょう。また、テーブルクロスをひんぱんに取り替えるのを習慣にしましょう。それぞれに違った色のナプキンを用意するのもアイデア。こういう小さな心づかいで、食事（「食事」の項を参照）は文化的な行為であることを子どもに伝えることができるのです。

紙のナプキンはどうでしょう？　使ってもかまいませんが、ピクニックや友だちとのリラックスした軽食のときにしましょう。

なめらか：なめらかなものは、赤ちゃんや子どもにとっては魅力的な食べものです。プリンやアイスクリームなどに子どもたちは目がありません。とはいえ、子どもが食べやすいようにと、何でもミキサーにかけていいわけではありません（「ミキサー」の項を参照）。噛むことを億劫がるなまけ癖はあっという間につきます。また、なめらかすぎると味が隠れてしまいます。

匂い：（第1部の「味覚の構造」、「嗅覚」の項を参照）匂いは、私たちの目がとらえる情報とともに、味覚の最初のサインです。匂いによって食べものや飲みものの鮮度や火の通り具合などがわかります。私たちが鼻で匂いをかぐと、匂いの成分は嗅覚の粘膜に直接送られます。そして、食べものが私たちの口に入った後、後鼻腔を通して感知されるものは匂いではなくアロマと呼ばれます（「アロマ」の項を参照）。口のなかは外部とは温度が違うので、匂いは当然変化します。それがアロマというわけです。

嗅覚は味わううえでの基本です。したがって、味覚を教育するには鼻を働かせなければなりません。子どもには、森の草、海辺のヨウ素、刈り取った干し草、庭の匂い、果物や野菜の匂いなど、自然の匂いをすべてかぐように導きます。町の中の匂いや化学的な匂いもです。そして、かいだものが何かを考えます。子どもの若い鼻で、台所に置いてあるいろいろなハーブや香辛料の匂いをかぎます（「ハーブ」「香辛料、ハーブなど」の項を参照）。

最後に、子どもが風邪を引いているときは寛大な態度で接しましょう。嗅覚を奪われた子どもは、食べているものを楽しめません。食べものの「味」がなくなるのです。

苦味：赤ちゃんや子どもは苦い味が我慢できません。新生児にいたっては顔をしかめてしまいます（第1部の「味覚の多様性」を参照）。これは反射的なもので、無意識の行動です。

第1のルール：個々の子どもの感覚を重視します。知っておかなければいけないのは、感覚器官は人によってそれぞれ違い、誰ひとり同じように苦味を感じないことです。とても敏感な子どももいれば、そうでもない子どももいます。食品によっては3人にひとりは苦いと感じ、他のふたりは甘いと感じるものもあります。

第2のルール：待つことです。レタスやゴーヤ、オレンジの皮を使ったマーマレードなど苦味のある食べものをおいしいと思うには、口の中をある程度教育しなければいけません。一般に、苦味に対する味覚が育つのはかなり遅くなってからです。

アイデア3つ：まず、子どもが嫌いなこの味に慣れさせるには、できるだけ苦味をおさえるか（「ゴーヤ」の項を参照）、少しだけ与えるようにします。2つ目に、ほうれん草と甘いごまだれやマーマレードとハチミツなど、苦味と甘味を混ぜるのもよいでしょう。3つ目におでんやポトフを作るときにじゃがいもと大根を入れて、子どもにそれらをひと口ずつ味見させます。

このふたつは同じくやわらかいのですが、大根のほうがほんのわずかに苦いのです。もし、子どもが大根もおいしいと言ったら、大成功！

肉：15歳くらいまで、子どもはやわらかい肉を求めます。あごがまだ完全に発達していないからです（「噛む、咀嚼」「食感」の項も参照）。昔の町のお肉屋さんは、小さい子どもにはどの部分がいいかを母親たちにアドバイスしていました。いまでもそうしているお肉屋さんがあります。

子どもが最初はかたい肉を嫌がっても、噛む努力をすることに慣れなければなりません。ある程度の大きさに肉を切って食べやすくするのもいいでしょう。子どもが苦手な筋が多い肉は、小さく刻んで自家製ハンバーガーやメンチカツなどにすると大喜びするはずです。

ニンニク、タマネギ：国や地方によって違いはあれ、多かれ少なかれニンニクを使っているでしょう。小さな子どもはニンニクが苦手で、特に生のニンニクや、大きなぶつ切りは嫌われることを知っておく必要があります。これはタマネギも同じで、4歳から18歳までの女の子と男の子を対象にした調査でもはっきりしています。ニンニクとタマネギは、子どもたちが嫌いな食べもの30種類のリストで、なんと5番目と6番目。しかし、思春期が過ぎると味覚が変化し

（第1部の「味覚の発達、新生児から思春期まで」と、「年齢」の項を参照）、強い味が受けいれられやすくなります。

とても小さな子どもにはニンニクやタマネギを使わないようにします。匂いに慣れるには、ニンニクを丸ごと、皮をむかずにゆでるか焼いたものを使います。サラダには「少量」で十分。ニンニクでこわいのは、ピリピリと刺す感じです。大きいタマネギは薄切りにしてからよく火を通して料理に使います。

粘度：触感と咀嚼に関わる、食べものがもつ食感です。

年齢：それぞれの年齢に、それぞれの味覚があります（第1部の「味覚の発達、新生児から思春期まで」を参照）。味覚が表れはじめるのは生後6か月頃。それ以前は、赤ちゃんの反応は単なる反射にすぎません。しかし、だからといって、母乳でも粉ミルクでも、お乳やミルクの質はとても大切です（「乳、牛乳」「授乳」の項を参照）。

最初に好むものと最初に嫌うものをよく観察してください。生後16か月になると、幼児は自分のことをわかってもらおうと努力します。大げさに反応を示して、自分の好きなものを手に入れようとするのです。しかし、2歳までの赤ちゃんにとっての「快楽」は、ほとんどの場合食べものをくれる人の影響を受けます。もしお母さん（または世話をする人）がほうれん草やチーズが嫌いだったら、赤ちゃんはそれを感じるはずです……。ですから私たちの動作や視線、私たち自身の表情には注意しましょう。

4、5歳になると、子どもはたくさんの食べものを拒否します。自我を主張し、警戒心を見せるようになります。この年齢は食べものに対する「新奇拒否期」です。この強硬な「拒否期」のあいだはぐっと辛抱しなければなりません。もし子どもがある料理を頑固に拒むようなら、少し待ったほうがいいのです。そして、あとになってもう一度出すようにしてください。必要なら味つけを変えるといいでしょう。

10歳頃になると思春期特有の変化が始まります。嗅覚は鋭くなり、唾液は酸っぱくなります。味覚が大人のものに変わる手前です。さまざまな味との出会いが増え、多くの意見を言うようになる時期です。子どもは感じたことを言葉で表現しなければなりません。言葉がなければ味覚も存在しません（「語彙」の項を参照）。

思春期には食べものの奇妙な癖が表れることもあります。しかし、それらはいずれ消えていくので心配しすぎないように。あなたが大げさに騒がなければ、消えるのもそのぶん早いでしょう。

濃厚：食べものや飲みものの風味や濃度が濃いことをあらわす形容詞（ハチミツ、チョコレート、コーヒー、ソース、ワインなど）。

飲めないもの：馴染めない、あるいは知らない味や匂いや刺激があるなどの理由でどうしても飲めない飲みものは、無理して飲む必要はありません。匂いのない水も飲みにくければ飲む必要はありません。飲めない理由が水差しやコップの洗い方が悪く、汚れていることが原因のこともあるので、注意しましょう。

○は行

バター：バターの味の感覚ははっきりしています。ひと口味わうだけで、マーガリンとは違う「質の高い」脂肪を感じます。牛乳から作られ、ビタミンAとBが豊富です。ワインと同じようにバターにも生産地による違いがあります。フランス産と日本産のバターは同じ味ではありません。また、北海道産と九州産も違います。さらに、製造法や牛の種類によって独特の味がするものもあれば、特徴がないものもあります。現在のバターは新しい技術のおかげで酸化はしませんが、その代わりに個性がなくなりました。子どもはバターが大好きで、また必要としています。工場で作られたふつうのバターと、農場で手作りされたバターの味比べをしてみましょう。子どもは味の違いに気づくでしょう。

可能であれば、家庭に2種類のバターを常備しましょう。ひとつはふつうのバターで料理やソースに加えるもの。もうひとつはもっと味のある新鮮なバター（農家産）で、パンにぬって食べる用です。

ハチミツ：ハチミツは、砂糖の代わりに、ヨーグルトや果物などに使うと多くの場合とてもよく合います。ハチミツならではの味があり、砂糖より繊細です。ハチミツには（レンゲやアカシアなど）いろいろな種類があるので、子どもと味比べをしてみます。夏休みに、子どもを養蜂家のところへ連れて行くのもいいアイデアです。

発酵食品：自然に発酵した食品の匂いやアロマの発生には、微生物が重要な役を演じています。発酵は、食べものや飲みものの感覚的表現に大きく寄与します。食べものにおいて、発酵の存在はとても重要です。日本の食文化も発酵食品抜きには語れません。みそ、醤油、納豆、酒、酢などはすべて発酵により作られます。かつお節も発酵食品です。

海外の発酵食品の代表例をいくつか挙げると、パン、ヨーグルトやチーズなどの乳製品、ハム、サラミ、ソーセージなどの食肉製品、コーヒー、紅茶、チョコレート、シュークルート、魚醤、ビール、リンゴ酒、ワインなどです。

発泡性飲料：炭酸ガスの泡を発散しているる飲みものです。ピリピリとした刺激感があり、好きな人も多いです。

炭酸水には天然に炭酸ガスが入っている「天然炭酸水」と天然水や純水などの飲料水に人工的に炭酸ガスを加えている「人工炭酸水」があります。

バニラ：天然のバニラを連想させる匂いのこと。バニラの実は細長く、光沢のあるプラム色をしているのですぐにわかります。食品の原材料表示に書かれているバニリンや、エチルバニリンはバニラの代用品です。天然のバニラと混同してはいけません。子どもたちがラベルを読んで、天然のものとそれに似せたものの違いを見わけられるように導かなければいけません。

ハム：肉よりやわらかいハムは、子どもたちの友だちです。赤ちゃんに離乳食として与えるときは、細かくつぶしてから野菜のピューレなどに入れましょう。同じハムでも買うときに切り分けてもらうハムは新鮮で品質も信頼できます。ハムは切ったあとに劣化が始まり、また包装の方法によって味が変わるので、薄切りで包装されたハム（「包装」の項を参照）を買うときは鮮度や保存状態に気をつけましょう。繊維をなくす特殊加工がされていたり、ハムというよりは練りものに近いものは選ばないように。

子どもがある程度の年齢になったら、本当においしいハムを味わって、本物のハムのピンク色や繊維の感じなどを体験するようにしましょう。夏休みなどで山間部へ行くことがあったら、ハムを作っている生産者から直接、本物の「手作り」ハムを子どもと一緒に買いましょう。

パン：私たちが毎日食べるパンには、昔懐かしいものがつまっています。子どもたちが好きなのは焼きたてで、パリパリして、あまりかたすぎないパン。焼きたてのパリ風バゲットなども大好物ですが、時間がたつとかたくなってしまいます。このパンはとても洗練されたもので、表皮を取りのぞいた小麦粉とイーストで作られているので白っぽい色になります。

小麦粉は色が濃いほど表皮部分が含まれているのを知っておいてください。ライ麦は小麦より〝田舎風〟の味です。パン・ド・カンパーニュ、いわゆる「田舎風」パンにはライ麦がたっぷり含まれており、必ず天然酵母で作られていなければなりません。この天然酵母はワインと同じようにアルコール発酵を引きおこします。それがパンを焼いたあとの「見ばえ」をもたらすのです。田舎風のパンはたいてい大きく、種類も多く、形もさまざまです。

いろいろな種類のパンを食べる機会を作りましょう。すると、子どもたちはいろいろな味を発見します。パンにバターをぬるだけでなく、削ったチョコレートやジャム、ハチミツ、切ったリンゴ、つぶしたイチゴなどと食べてもいいでしょう。

子どもたちに家でパンの作り方を教えましょう。子どもは、オーブンのなかでパンがふくらむのを見るのが大好きです。また、子どもと一緒に、パン生地でピザを作ってみるのも面白いでしょう。

ハンバーガー：次のようには言わないでください。「子どもには絶対にハンバーガーを食べさせません」。それよりはこう言いましょう。「子どもにおいしいハンバーガーを作ってあげましょう」

市販のハンバーガーは、一般に厳しく検査された肉を使い、衛生的な場所で作られていますが、とても脂身が多く、質もそうよくありません（「ファストフード」「肉」の項を参照）。それよりは、あなたが家でハンバーガーを作ってはどうでしょうか。小さな子どもにとっては大ごちそう、かつ食べやすい一品になります。ひき肉とタマネギのみじん切りのほか、ときにはハムの残りを混ぜたり、ハーブなどで飾ったりしてもいいでしょう。

パーティ：子どもたちはパーティが大好きです。誕生日など本当のパーティでは、おいしい食べものでも子どもたちの記憶に印象が強く残らなければなりません。逆に言うと、おいしい料理があるだけでパーティになるということです。

とっておきの料理を豪華に演出するのも悪くありません。きれいな食器を出し、テーブルを飾りつけると、子どもたちの記憶にいい思い出として残るでしょう。

子どもを手伝って、友だちとパーティを開きましょう。学校でパーティの話をするようにうながしてもいいですし、保育園の園長に、何気なくパーティを開いてはどうかと聞いてみるのもいいでしょう。

ハーブ：（「香辛料、ハーブなど」の項を参照）

ピューレ：子どもたちが大嫌いな野菜も、ピューレの状態にすれば喜んで食べてくれることがあります。家にミキサー（「ミキサー」の項を参照）があれば、ピューレにすることで子どもたちは新しい味を発見できます。ミキサーがなければ、値段は割高ですが、市販のピューレを使ってもいいでしょう。

表情：新生児は、生まれたその日から甘味や苦味、酸味などの刺激に反応します（第1部の

「味覚の発達、新生児から思春期まで」と、「年齢」「味」などの項を参照)。甘味には微笑むような表情をし、酸味には唇をすぼめるなどします。最初は無意識の反射的反応で意図的ではなく、「味覚顔面反射」と言われています。その後16か月頃になると、表情を使って自分をアピールし、好きなものを手に入れようとします。

赤ちゃんが表現するものはとても重要なので、表情をよく観察しましょう。そして、あなたも自分の表情をコントロールします。あなたが赤ちゃんにほうれん草を好きになってもらいたいと思っても、あなたがおいしいと思わないと、無意識の表情でそれが伝わります。赤ちゃんはあなたの顔を見て、ほうれん草を決しておいしいとは思わないのです。

ファストフード：思春期の子どもは友達とファストフード店に行くのが大好きです。彼らにとっては時間が無いから仕方なくいくところではないのです。ときとして学食よりもおいしいし……。

頭ごなしにダメと言うのではなく、子どもたちには、内容と値段が見合っている店を選ぶように促します。いくつかのチェーンのポテトフライの揚げ具合や、使われている肉の質、アイスクリームの種類と質などを比較します。子どもたちにもわかるほど、店によって違いがあります。

実は日本の江戸時代の寿司や天ぷら、蕎麦などの屋台が世界のファストフードの起源だと言われています。また、現在の日本のファストフードは、ハンバーガーだけでなく牛丼やカレー、回転寿司など世界で最もバラエティーが豊富で、おいしい食事を提供しているところもあります。ファストフードを通して日本の食文化に興味を持つように導くのもいいかもしれません。

チェーン店の画一化された味をいみ嫌うより、家庭の味で競ってみるのはどうでしょうか。家での楽しい食事と、外で食べる食事の違いをわかりやすく見せるのです。子どもたちはきっとわかってくれるはず！

風土（テロワール）：これは重要な言葉です。ある食べものや飲みものの産地の特性を形成するもの、すなわち、土壌や気候、人知《じんち》（生産者の精神やノウハウ）、そしてその土地の名前、それらすべてを意味します。フランスでは風土（テロワール）の原理に基づき、原産地呼称制度（ＡＯＣ）に関する法律が制定されました。上記３つの要素すべてが揃って初めてＡＯＣ認定されます。ワインやチーズなどのＡＯＣ認定についてはご存知の方も多いでしょう。その風土（テロワール）で生産された産物を食べるということは、生産地の感覚的特徴そのものを享受するということです。子どもたちが自分が住む風土（テロワール）の産物を味わうことは、地理や歴史の勉強にもつながります。ぜひ心がけましょう。

風味：専門家でないと正しく理解していないことが多い言葉です。英語のフレーバーとは違います。風味とは、嗅覚と味覚、ふたつの異なる感覚が混じりあったものです。嗅覚は鼻腔の後部に位置する嗅球（図5参照）が感知し、味覚は味蕾（私たちの舌の乳頭突起に位置する感覚器）が感知します。これら嗅覚と味覚の情報が、私たちの脳で混ざりあって「風味」になるのです。

子どもには、嗅覚で感じるものと味覚で感じるものの違いをよくわからせるようにします。風邪をひくとどうなるか、説明してあげましょう。嗅覚が働かないと味覚がないように感じます（第1部の「味覚の構造」を参照）。

べたべたとした：ペースト状の食べものの、食べると歯や上あごにねっとりくっつく触感です。代表的なものにカマンベールなど一部のチーズや、やわらかいキャラメル、ジャム、ケーキなどがあります。

ベビーフード：市販の離乳食は全体に信頼でき、質も均一で、ビタミン類はあり余るほど入っています。かつ便利なのでお母さんたちに重宝されています。子どもが嚙む（「嚙む、咀嚼」

の項を参照）ことに慣れるため、できるだけ早く肉や魚、ハムなどの小さな切り身入りのものを選びます。子どもたちに早くから味覚の教育をしたいのなら、多様な味に慣れることが大切です。

一般に、ベビーフードの塩分量は、厚生労働省による乳児の摂取基準に合わせて作られています。これは、味覚閾値が子どもより高い大人には味気なく感じられるかもしれません。メーカーは赤ちゃんに「受け入れられる」商品を作ろうとしています。しかし、その赤ちゃんに受け入れられる商品とは何でしょうか。

赤ちゃんは生まれたときからその子自身の閾値を持っています（「閾値」の項を参照）。それを考慮に入れて、市販のベビーフードにするか、家庭でポタージュを作るかを選びましょう。しかし、市販の製品に塩を加えるのはおすすめできません。また、時間をかけて研究された商品をすべて拒否する必要はありませんが、それだけで栄養をとってはいけません。子どもの味覚の幅を狭くするおそれがあるからです。

味覚の教育では、できるだけ早く他の味も覚えるのが望ましいのです。また、ミキサーのかけすぎは味を弱めます（「ミキサー」の項を参照）。そして、市販の離乳食には0・5〜5％の割合でデンプンが含まれているのも知っておかなければなりません。デンプンには結合剤の役割があり、内容物が沈殿するのを防ぎます。また、見た目の均一性となめらかな口ざわりを与えます。ソースのつなぎとして小麦粉を使うのと同じです。ここにこそ落とし穴があります。子どもたちがデンプン入りのなめらかな口ざわりに慣れると、離乳食のあとに、他のものを受けつけなくなるおそれがあります。よほどの注意が必要でしょう。また、デンプンが加わると、野菜や肉、魚などの味が変わってしまいます。したがって、子どもが市販のベビーフードだけでなく、手作りの新鮮な野菜スープも味わうようにします。ただし、作って2日以上保存しないように。

もちろん、時間があれば手作りの離乳食は最高です。本物のジャガイモやニンジンのピューレに、生後6か月頃になったら、ハムや肉、魚を刻んだものや、生のハーブ類、ときにはレモンの絞り汁を入れてみます。新鮮な果物に砂糖を加えて煮た手作りのフルーツ・コンポートもいいでしょう。

変質：保存条件が悪く、空気に触れたりすることで、食べものや飲みもののもともとの特質が失われることを言います。子どもたちには瓶や缶のふたをきちんと閉め、食べものは密封した袋に保存しておくことを教えなければなりません。

保育園：子どもを保育園に入れることができたら、それだけで何も文句は言えなくなります

（特にパリや東京では！）。とはいえ、保育園で子どもがどんなものをどんな食べ方をしているかで、嫌いなものも含め、のちのちの味覚が決まるとも言えます。

アドバイスをひとつ。子どもたちがどんな食べものを与えられているか、用心深く観察します。職員の人柄を見て、できたら調理場にも目を配ります。保育園の園長のなかには食事に非常に関心を持つ人もいれば、そうでもない人もいます。保育園から配られる献立表には、よく目を光らせるように。質問や、提案をためらわないように。食事の内容は必ずしも予算とは関係がありません。よく運営されている保育園では、限られた予算でもよい材料を準備し、保存状態にも気をつけて、食事にも変化をつけています。

子どもが保育園から泣きながら帰ったり、お腹をこわしたりしていたら、あなたが悪いのではありません。子どもは保育園の食事、特に食べさせられ方が合っていないことが多いのです。愛情面の環境には注意しましょう。いちばん重要なことです（「愛情」の項を参照）。

芳香《ほうこう》：匂いと同義語ですが、むしろ果物や花など自然に結びつく、心地よい感覚を表すのに使われます。

包装：食品そのものの包装です。保存と混同しないように（「高温殺菌」「保存食」「急速冷凍」の項を参照）。包装は味覚の観点では必ずしもプラスになりません。特にラップやビニールで包装されたチーズやハム・ソーセージ類などの食品は要注意です。薄くカットされた商品は古くなるのも早いのです。食品はラップや袋のなかで汗をかき、呼吸をするのもやめてしまいます。封を開けるとわかるように、内部は湿気《しっけ》ています。こういう包装は食べもののアロマの質を変えてしまうのです。

また、包材や瓶などの容器は食品の価格の20～40％を占めるのを知っておきましょう。ラップやビニールで包装された商品は質と価格が見合っていない可能性があります。その意味でも「量り売り」の商品を買ったほうがいいのです。子どもに買い物に行ってもらうときは、行きつけの八百屋さんやお肉屋さんを教えた上で、これらのことも伝えましょう。

ほうれん草：ゴーヤやピーマンとともに嫌われもの、「嫌なヤツ」の部類に入る野菜です。じつはほうれん草は、私たちが思っているほどにはすごい野菜ではありません。鉄分なら他の食品にも同じくらい、いいえ、もっと含まれています。そう思うと食卓で「ほうれん草戦争」を起こすこともないのではないでしょうか。

市販の保存加工品を使う場合、缶詰のほうれん草は避けましょう。ほうれん草は金属に接すると味が悪くなります。小さい子どもには、冷凍ほうれん草を細かく切って与えるようにします（塩をふるのを忘れないで）。生クリームやナツメグを加えたり、チーズを乗せてグラタンにすると、たぶん喜んで食べるはずです。あなたに時間があって、生のほうれん草をゆでたり、タマネギと一緒に炒めたりできれば、たぶん子どもたちもポパイのほうれん草を好きになってくれるでしょう。

保存食：（「高温殺菌」「低温殺菌」の項を参照）。いわゆる「保存加工品」の野菜を使っても、悪いことではありませんが、注意深くしなければなりません。なかには塩味が強すぎるものや、野菜に金属缶の嫌な味がついているものもあります。また、賞味期限がすぎているものもあります（缶詰の形がふくらんでゆがんでいるのは、食べないにこしたことはありません）。

そのためにも、食品のもともとの味を大事にしているブランドを選ぶようにしましょう。子どもたちは保存加工されたニンジンやコーン、ツナなどが意外に好きです。これらはパセリのみじん切りやニンニクを「少量」加えるだけで、よりおいしくできます。新鮮なバターで炒めるなどひと手間かけるのも忘れずに。

骨：食べものの骨は幼児だけでなく、思春期の子どもたち共通の敵。子どもは骨を見ただけで怖気づきます。皿の上で骨を取るのは難しく、面倒くさがりやの子どもにとってはとても疲れる作業になります。なにしろ現代っ子は、コロッケや骨のない冷凍の魚の切り身に慣れているので、ますます面倒というわけです。多くの子どもにとって、丸ごと一匹の魚は怖いものとなり、「サンマの塩焼きやアジの干物よ、さようなら」という感じです。生魚はまるで怪獣の一種のようです。

では、どうしたらいいのでしょうか。この気持ち悪い生き物に慣れるためには、できるだけ早い段階で、あなたが子どもの目の前で魚の切り身を切ってみせることです。皿の上で魚の骨を取り、それから子ども自身がやってみます。怠けグセを増長させるのはやめましょう！

夏には子どもを誘って海や川へ釣りに行きましょう。釣り人のそばで見学するだけでもいいでしょう。または、子どもを魚屋へ連れて行くだけでもいいでしょう。

本能的欲求：喜びの源である、食べものや飲みものに対する欲求。

○ま行

マーガリン：オリーブオイルのマーガリンは、1870年、フランス人のメージュ＝ムーリエによって完成されました。バターの代用品は当初、牛脂で作られ、徐々に植物性オイルに代わってきたのです。

クッキーメーカーや、パティスリーで使われている特製マーガリンは、いまだに動物性オイルが使われているのを知っておいてください。

子どもには本物のおいしいバターの味を知ってほしいのです。いわゆる「バター風味のマーガリン」には注意します。

味覚の体験：第2部第1章の「たくさんの子どもたちが味覚を学ぶ」を参照。

ミキサー：食べものをミキサーにかけすぎると味をこわし、感覚を鈍らせます。ミキサーは使いすぎないことです。市販のピューレ状の「ベビーフード」（「ベビーフード」の項を参照）や、なめらかなものばかりで育った赤ちゃんは、ものを嚙みたがらなくなる傾向があります。そして成長しても、やわらかいものだけを求めるようになります。

家庭で離乳食のポタージュやピューレを作るときは、ミキサーよりフードカッター（みじん切り器）を使うようにしましょう。生後5か月を過ぎたら、繊維のあるハムや肉を細かく切って入れます。

水：飲料用の水と、飲むことができる水は一緒でしょうか？　アメリカ人や最近の日本人もそうですが、フランス人もますます水道水のまずさを嘆くようになっています。水道水で非難されているのは塩素やかび臭い味がすることです。他にも苦味がある、プールのような味やスパイスの味、キャラメルの味、ミカンの味がするなど、いろいろ言われています。安全上はまったく危険はありませんが、最近はさまざまな自治体が味についても改善に取り組んでおり、改良されつつあるようです。

もし子どもが化学的に作られた飲みものをほしがり、ただの水を飲むのを嫌がったら、できるだけ水をおいしくしてあげることです。まず、冷たい水（ただし冷たすぎるのはいけません）を、透明で、どこからみてもきれいなコップで飲みます。そして、水差しやピッチャーなど水を入れる容器をきれいにすることの大切さと、きれいに洗う方法を教えます。カルキによる汚れはクエン酸や酢を入れた水で洗うときれいになります。

それから、レモンやオレンジ、そのほか季節の果物の果汁を小さじ数杯、少量の砂糖と共に水に入れてもいいでしょう。フランスでは場合によってワインを数滴たらすこともあります。この方法のメリットは明らかです。まず自分で配合を調整でき、また子どもが炭酸飲料になじむのも避けられます。炭酸飲料の飲みすぎは、消化の面でよくないことがたくさんあります。

みそ、醤油：発酵食品である、みそとしょうゆは和食に欠かせない調味料です。どちらも地方ごとに特色が大きく違います。

たとえば、子どもと一緒にさまざまな地方のみその味比べをすれば、日本の地理や地方文化について話をする絶好の機会となるでしょう。しょうゆも同様です。

味盲《みもう》：色覚に障害のある人がいるのと同じように、子どもにも大人にも特定の味が認識できない人がいます。代表例がフェルニチオカルバミドという苦味物質で、その苦味は全員が感知できるわけではなく、20〜30％の人はこの物質に対して「無味覚」です。味盲と味覚障害は分けて考えなければなりません。

味盲とは味を感知できないことで、味覚障害とは味を誤って感知したり、弱く感じたりすることです。味覚機能の障害は、ある種の薬（「薬」の項を参照）の飲用や病気、事故などに結びついている可能性もあります。

もしあなたが感知できない味があるなら、あれこれ心配する前に医師の診断を受けるように。色覚障害でも幸せな人がいるように、味盲でも元気な人はたくさんいます。味盲がどういうものかを知り、特に子どもにはけっして強制（「強制」の項を参照）しないほうがいいでしょう。子どもが味盲だとわかったら、告知する前に、わかりやすく説明できるようにしておきましょう。

胸をむかつかせるもの：胸がむかむかする印象を与えるもので、一般に食べたり、匂いを感じたりした後にしばらくたってから表れます。甘いものの味や、むかつく悪臭など、一種類の刺激によることが多いようです。

無味無臭：天然の、または加工食品で、味も匂いもしないもの。これらの食べものや飲みものは何も語らず、あなたの味覚の構築に働きかけることができません。

ムース：泡立てた泡の小さな穴によってもたらされる独特な状態で、全体にやわらかくて軽い触感があります。ムースを作るには、卵白や生クリームをかなりの力でかき回さなければなりませんが、しっかり泡立てることが決め手です。せっかくなら、ムースを作るときにこそ子どもの手を借りましょう。ムースはチョコレートムースのように甘くもでき、パーティの前菜のレバームースのように塩味にもできます。

○や行

薬味：9、10歳頃、もしくはその前あたりから、子どもたちの多くは、マスタードや唐辛子、わさびなどが好きになります。ある専門家によると、若者がこれらの薬味をわざと使うのは自己主張、さらには「男らしさ」や「大人っぽさ」を表すためだそうです。これらの強い味は、原則として大人のもので、禁断の香りがします（「禁止」の項を参照）。一方、思春期には感覚器官に変化があらわれ（第1部の「味覚の発達、新生児から思春期まで」と、「年齢」の項を参照）、医師はこの新しい味覚を2次性徴と同じくらい強いものと見ています。したがって、これ以上自然なことはないのです。

程度の問題ですが、使わないように言ってもムダでしょう。ますます惹かれていくだけです。そこで子どもを大人あつかいして、いろいろなマスタードを味比べしてみるのはどうでしょう。あるいは、自家製のドレッシングやたれなどの作り方を教えてもいいでしょう。

野菜：野菜を食べる、食べないは、親子喧嘩のタネになることが多いようです。お母さんが「健康にいいから」と、ニンジンやサヤインゲンをあまり味つけもせずに子どもに無理やり飲みこませようとするからです。ゴーヤやほうれん草などは（「ゴーヤ」「ほうれん草」の項を参照）その代表！　思春期前で、野菜が好きな子は少ないことを知っておかなければなりません。

第1のルール：ちょうどいい具合に火を通すこと。野菜の味を保つために、できれば蒸気で蒸します。

第2のルール：味をつけ（「香辛料、ハーブなど」の項を参照）、色を組み合わせて変化をつけます（「飾り」の項も参照）。

第3のルール：小さく切ります。大きなかたまりよりおいしく食べられるでしょう。野菜でも、カレーやシチュー、肉じゃがなどの料理は子どもたちは好きです。また、ピーマンが苦手な子どもは多いですが、ピーマンの肉詰めは意外と人気が高いです。

子どもたちに喜ばれる贅沢メニューを教えましょう。新鮮で匂いのいい野菜と、カボチャのスープです。カボチャをつぶすにはミキサー（「ミキサー」の項を参照）よりもフードプロセッサーを使います。

やわらかい：子どもたちはこの「やわらかい」という感覚の圧倒的なファンです。ですから、やわらかくて甘いプリンや、クリーム、ソース、ピューレなどが大好きです。

子どもたちに、食べもの以外でやわらかいものを発見するよう促します。たとえば布やクッションなどです。また、食べもののやわらかい感覚と他の感覚を比べます。たとえば、ツブツブ、サクサク、トロトロ、ザラザラなどです。

やわらかさ（肉や野菜などの）：子どもはまず、噛んでやわらかいものを選びます（「噛む、咀嚼」「肉」の項も参照)。というのも、子どもの歯は15歳ぐらいまではまだ完全に「機能する状態」ではないからです。だからといって、やわらかいものだけの世界に閉じこめていい理由にはなりません。固いからこそおいしいものもあるのです。歯は一生大切にみがかなければなりません。

余韻《よいん》(コーダリー):食べものを飲み込んだあとに口のなかに残る、感覚の余韻を言います。この余韻という喜びがない食べものや飲みものは、印象も薄く、子どもも大人も欠乏感を満たそうと早く食べるようになります。感覚の余韻の長さを表す単位に「コーダリー」があります。1コーダリーは、飲みこんだあとの余韻が1秒間続くことを意味します。あなたも、家庭で食べものや飲みものをひと口飲みこみ、コーダリーの数を数えて楽しんでみてはどうでしょう。もちろん、余韻の長さはひと口の大きさによるのですが。

ヨーグルト:ヨーグルトは子どもに人気のある食品のひとつ。市場にはさまざまな原料や味の多種多様な商品が出回っています。市販のヨーグルトは、店舗での商品管理さえ確かなら、信用できる食品です。しかし、甘味が強すぎることが多く、香りも人工的です。

昔は「乳清《にゅうせい》」を飲んでいました。ヨーグルトメーカーを購入して、牛乳もあなたが選び、あなただけのヨーグルトを作ってはどうでしょうか？　子どもが作ってもいいでしょう。自家製ヨーグルトの味は格別です。プレーンで食べてもいいですし、ハチミツや自家製のジャムと一緒でもいいでしょう。

市販の商品は賞味期限をよく読むことです。ヨーグルトが「古い」ほど、味が落ちるのはもちろんです。

○ら行

離乳：離乳の月齢になったらすぐ、赤ちゃんの食べものに味の「個性」を与えることが大切です。ポタージュに「味の仲介役」として、タイム、パセリ、ローズマリー、ミント、少量のレモンなどの植物性のものを加えるのもいいでしょう。都会の野菜には味のしないものが多いので、味覚を引き立たせるのにいいのです。ただし、ニンニクなどきついものは避けましょう。

冷凍：（「急速冷凍」の項を参照）

レシピ：子どもたちにあなたのお得意のレシピを教えましょう。料理の本を与えるのもいいです。本屋へ行くと子ども向けの料理の本があります。子どもたちが、レシピをもとに料理やデザートの作り方を覚えると、二重にいいことがあります。ひとつは、文字を読むことや分量や温度、火加減などの用語や感覚になじむこと。もうひとつは、子どもたちにとって創造性を発揮する機会になることです。

レストラン：小さな子どもたちは、レストランでの時間を長く感じるものです。しかしある程度成長すると、環境の変化からくる心地よさや、味の変化を楽しむようになります（「外国の食べもの」の項を参照）。子どもたちと一緒にレストランへ行くのは、料理をおいしく食べるための手ほどきをするのに理想的な機会。料理だけでなく、店の環境や防音などについて、心ゆくまで批評させましょう（もちろん、レストランの中では控え目にしなければいけませんが……）。子どもたちには、開放的で好奇心旺盛な態度でいるように教えましょう。お客には当然、その店で丁重にもてなされる権利があります。

結論

この本は疑問を究明しつくしたものとはいえないかもしれません。味覚の誕生とその「教育」はあまりにも複雑です。しかし少なくとも、子どもの体に大きな責任を担うみなさん、つまり大人を「目覚めさせる」役には立ったでしょう。それが私たちの望みです。

私たちには五感があります。五感は並行して働かなければならず、人生のすべての瞬間に密接に結びついています。他人との関係においても、私たち自身との関係においてもです。食卓と食卓での喜び、その感覚は、私たちと他人との幸せな関係を意味します。この関係が幸せなら、私たちと世の中との関係も調和のとれたものになります。しかし、これは当たり前のことですが、簡単ではありません。私たちが食べものの好き嫌いの理由がもう少しわかっていたら、どんなに喧嘩が減ったことでしょう!

現在は、市場原理や医学的な不安などさまざまな理由から食品を自由に選べなくなっています。そんな時代にあっても、子どもたちが食べるものを通して成熟できるよう、本書ではいくつかの道を提案したつもりです。子どもたちが食卓で楽しむのは、食事そのものより他の要素が大きいことを、心にとどめておいてください。

子どもに食べものを与えることは、たくさんの愛情を与えることです。大きく、きめ細かい愛情をもって小さな人格を尊重し、私たちと味覚が違っても受け入れましょう。ただし、わがままを許してはいけません。

私たちの味覚の「教育」の究極の目的は、子どもたちの感覚を調和のとれた状態で発達させることです。食べものに「振りまわされる」人間にするのではなく、異なるすべての「文化」にオープンな人間にすることです。この教育には、知識よりも知恵のほうが要求されます。私たちの息子や娘は、１０００万個の嗅覚細胞と、50万個の「味蕾」を持って生まれています。それらの感覚器官は子どもたちのもの、子どもたち自身の体のなかにあります。それほどに豊かな感覚の能力を潰さないように導くのは、私たち大人。それを私たちと一緒に、あるいはひとりで使うのは子どもたちです。

うまくいきますように。

あとがき

本書は1970年代にジャック・ピュイゼ氏によって構築された味覚教育の理論と実践を、日本では日本の食文化にあわせて展開してほしいというピュイゼ氏本人の意を受けて出版に至りました。本書に関わることができたことを光栄に思います。味覚教育にはまだ知られざる魅力があります。本書ではその魅力を皆さんに伝えたいのです。

食べものを味わうことをピュイゼ氏は「食べものからの語りを聞く」と表現します。食べものの情報は人が食べて感じて初めて受け取ることができる、あなたの受け取った情報と私の受け取った情報は違う、受け取る人の環境もその時々で異なり同じ人でも感じ方は違う、そして、食べものの情報は五感で受け取る。当たり前のことですが、私たちはそれをどれだけ意識し、認識していたでしょうか。好き嫌いなく、お行儀よく、成長のために栄養バランスよくと、食生活を習慣づけるための働きかけはしてきました。しかし、わかってはいることですが、食べることは生きるために必要なことであり、喜びともなることをどう伝えてきたでしょうか。

味覚教育にはこれからの日本の教育に必要な要素がたっぷり詰まっています。「思考力、判断力、表現力」、そして「主体的に取り組む力」です。味覚教育では、五感を使って自分で感じたことを表現することによって、自分が感じたことを認識していきます。自分が感じたものは自分自身だけのもの、すべて正解です。この繰り返しによって、子どもたちは自分自身で感じたことを表現できるようになり、思考していく喜びと自信を得、それが判断する力となり、主体的に取り組むようになっていきます。味覚教育はまた、自分と他人の感じ方の違いを知ることから、お互いを認め合い尊重する社会性も育みます。こうして食べることだけでなく自分の身の回りの環境、自然、社会、芸術へと様々なところに興味関心が広がっていきます。フランスの指導者養成では小学校教師も多く研修を受けています。それは小学校の段階で教科学習の土台になる味覚教育を継続的に取り入れることにより、最も効果が得られるという理由からでした。

味覚教育は指導者の教育パラダイム転換が必要です。味覚教育は子どもたちの五感を使って感じることを引き出すことであり、子どもが感じたことは、たとえ指導者にとって首をかしげることでも、すべて認めて受け入れることが大事になります。教えることは五感を使うこと。感じたことを評価したり、「感じるべき」と指導者が考えることを教えたりすることではないのです。

本書は家庭で味覚教育をしてほしいというねらいで書かれています。味覚教育は特別なものを用意しなくても、日々の食卓で食べものを前にしながらできることです。目の前にある食べものを見て、匂いを嗅いで、触って、それから口に入れて、噛んで、口の中での刺激を感じて、飲み込んで、それらの余韻を受けとめます。すると、自然に自分の感覚を使うことに集中します。そして、どんなことを感じたのかお互いに話し、共有します。これにお説教はいりません。こうして、親も子も食べものを味わい、食べものからの語りを聞いていただきたいのです。

ピュイゼ氏の味覚教育を日本においてどのように実践していくかは長年の課題でした。「子どものための味覚教育研究会（ＩＤＧＥ）」を２０１２年に立ち上げ、毎年フランスでの味覚教育セミナーを開催し、ピュイゼ氏から直接ねらいや指導について学んできました。

味覚教育についてここまで導いてくださったピュイゼ氏に感謝いたします。また、ピュイゼ氏との意見交換及び翻訳に多大な尽力をいただいた田尻泉さんにも謝意を表します。

日本において味覚教育が発展していくことを願い、本書が家庭や学校で味覚教育に取り組むためのお役にたてたら大変うれしく思います。

２０１７年８月　石井克枝

［著者］

ジャック・ピュイゼ（Jacques Puisais）

味覚研究所副所長（前身の「フランス味覚研究所」創設者兼会長）、「子どものための味覚教育研究会（IDGE*）」名誉会長、理学博士、ワイン醸造学者、フランス農事功労賞コマンドゥール受勲。醸造学、味覚の権威として世界的に知られる。食べものが持つ感覚を感じることができない人が多くなっていることや子どもたちの食環境に危機感を抱き、1964年から味覚を育てる理論を開発。1974年に最初の「味覚を目覚めさせる授業」を実施して以来、フランス全国の小学校で10数万人の子どもたちが参加している。現在、「ピュイゼ理論」は味覚教育理論の基本として世界中にひろまっている。

＊ Institut de Developpement du Goût chez l'Enfant。ジャック・ピュイゼ博士により提唱された味覚教育理論を基礎とし、日本の食文化や風土を大切にした日本における子どものための五感を使った「味覚教育」を研究、実践している。

［日本版監修］

石井克枝（いしい・かつえ）

「子どものための味覚教育研究会（IDGE）」会長、千葉大学名誉教授、淑徳大学看護栄養学部教授、内閣府食品安全委員会委員、博士（農学）。調理科学ならびに家庭科教育の第一人者として知られ、小中高等学校の教科書の編纂にも携わる。2012年にピュイゼ氏と真の味覚教育について話し合ったことをきっかけに、教えない、主体的に感じて認識する力を育てる新たな食育のあり方として日本ならではの味覚教育の研究と実践を行う。『食品を科学する』（大成出版）、『新調理学』（光生館）など著書多数。

田尻泉（たじり・いずみ）

「子どものための味覚教育研究会（IDGE）」代表兼チーフコーディネーター。2005年よりジャック・ピュイゼ氏をサポートし、日本における味覚教育の普及に努める。2012年、同氏とともに子どものための味覚教育研究会（IDGE）を設立。長年、食文化交流、食と健康の啓発に従事している。フランス農事功労賞シュヴァリエ受勲。

［訳者］

鳥取絹子（とっとり・きぬこ）

翻訳家、ジャーナリスト。お茶の水女子大学卒業後、出版社勤務を経て、1972〜74年パリ滞在。帰国後、翻訳家およびジャーナリストとして活躍している。主な著書に『「星の王子さま」隠された物語』（KKベストセラーズ）、訳書に『フランスのパパはあわてない』『フランス人は子どもにふりまわされない』『最新　地図で読む世界情勢』『沈黙の美女』（すべてCCCメディアハウス）、『ピカソになりきった男』（キノブックス）、『素顔のココ・シャネル』（河出書房新社）、『ビッグデータという独裁者』（筑摩書房）などがある。

子《こ》どもの味覚《みかく》を育《そだ》てる
親子《おやこ》で学《まな》ぶ「ピュイゼ理論《りろん》」

2017年10月5日　初版発行

著者　ジャック・ピュイゼ
日本版監修者　石井克枝・田尻泉
訳者　鳥取絹子
発行者　小林圭太
発行所　株式会社 CCCメディアハウス
〒153-8541 東京都目黒区目黒1丁目24番12号
電話　販売　03-5436-5721
　　　編集　03-5436-5735
http://books.cccmh.co.jp
イラスト　tent
本文デザイン・装丁　五味朋代（株式会社フレーズ）
校閲　円水社
印刷・製本　慶昌堂印刷株式会社

ISBN978-4-484-17108-1
Printed in Japan